全国中等卫生职业教育规划教材

供护理、助产及其他医学相关专业使用

护理礼仪与人际沟通

（修订版）

主　编　王　燕　丁宏伟

副主编　殷金明　徐永丽　赖红梅

编　者　（以姓氏笔画为序）

丁宏伟　安徽省淮南卫生学校

丁静峰　山东省临沂卫生学校

王　燕　山东省临沂卫生学校

侯婷婷　郑州市卫生学校

徐永丽　周口职业技术学院

殷金明　重庆市医药卫生学校

赖红梅　四川省宜宾卫生学校

U0228139

科学出版社

北　京

内 容 简 介

本书分为两篇：上篇为护理礼仪，下篇为人际沟通。章前设"学习要点"及"案例分析"，正文中设"重点提示"，章后设"讨论与思考"。在第3、6、7、8章后附设模拟训练，供各学校根据教学实际选择开展。创新性地增加数字教辅，以手机APP呈现知识点、练习题，同时配有网络教学资料，包含教学大纲、学时分配和教学PPT等。丰富"小故事"及"知识拓展"内容，增加学习趣味性。全书结构完整，图文并茂，内容通俗易懂，融理论、实践、案例于一体。

本书供全国中等卫生职业院校护理、助产及其他医学相关专业使用。

图书在版编目（CIP）数据

护理礼仪与人际沟通／王燕，丁宏伟主编 . —修订本 . —北京：科学出版社，2016.6

全国中等卫生职业教育规划教材

ISBN 978-7-03-048651-6

Ⅰ. 护⋯　Ⅱ.①王⋯ ②丁⋯　Ⅲ.①护理-礼仪-中等专业学校-教材②护理学-人际关系学-中等专业学校-教材　Ⅳ. R47

中国版本图书馆 CIP 数据核字（2016）第 127599 号

责任编辑：郝文娜　杨小玲／责任校对：邹慧卿
责任印制：赵　博／封面设计：黄华斌

版权所有，违者必究。未经本社许可，数字图书馆不得使用

科 学 出 版 社　出版
北京东黄城根北街 16 号
邮政编码：100717
http://www.sciencep.com

保定市中画美凯印刷有限公司印刷
科学出版社发行　各地新华书店经销
*

2016年6月第 一 版　开本：787×1092　1/16
2024年7月第十次印刷　印张：10 3/4
字数：250 000

定价：23.00元
（如有印装质量问题，我社负责调换）

全国中等卫生职业教育规划教材
编审委员会
（修订版）

主 任 委 员	于晓谟　毕重国　张　展
副主任委员	封银曼　林　峰　王莉杰　代加平　邓　琪
	秦秀海　张继新　张　蕴　姚　磊
委　　　员	（以姓氏笔画为序）
	丁来玲　王　萌　王　静　王　燕　王月秋
	王建春　王春先　王晓宏　王海燕　田廷科
	生加云　刘东升　刘冬梅　刘岩峰　安毅莉
	孙晓丹　李云芝　杨明荣　杨建芬　吴　苇
	汪　冰　宋建荣　张石在　张生玉　张伟建
	张荆辉　张彩霞　陈德荣　周洪波　周溢彪
	赵　宏　柳海滨　饶洪洋　宫国仁　姚　慧
	耿　杰　高云山　高怀军　黄力毅　符秀华
	董燕斐　韩新荣　曾建平　靳　平　潘　洁
编辑办公室	杨小玲　郝文娜　徐卓立　康丽涛　杨卫华
	车宜平

全国中等卫生职业教育规划教材
教 材 目 录
（修订版）

全国中等卫生职业教育规划教材
修 订 说 明

《全国中等卫生职业教育规划教材(护理、助产专业)》在编委会的组织下,在全国各个卫生职业院校的支持下,从 2009 年发行至今,已经走过了 8 个不平凡的春秋。在 8 年的教学实践中,教材作为传播知识的有效载体,遵照其实用性、针对性和先进性的创新编写宗旨,落实了《国务院关于大力发展职业教育的决定》精神,贯彻了《护士条例》,受到了卫生职业院校及学生的赞誉和厚爱,实现了编写精品教材的目的。

这次修订再版是在前两版的基础上进行的。编委会全面审视前两版教材后,讨论制定了一系列相关的修订方针。

1. **修订的指导思想** 实践卫生职业教育改革与创新,突出职业教育特点,紧贴护理、助产专业,有利于执业资格获取和就业市场。在教学方法上,提倡自主和网络互动学习,引导和鼓励学生亲身经历和体验。

2. **修订的基本思路** 首先,调整知识体系与教学内容,使基础课更侧重于对专业课知识点的支持、利于知识扩展和学生继续学习的需要,专业课则紧贴护理、助产专业的岗位需求、职业考试的导向;其次,纠正前两版教材在教学实践中发现的问题;最后,调整教学内容的呈现方式,根据年龄特点、接受知识的能力和学习兴趣,注意纸质、电子、网络的结合,文字、图像、动画和视频的结合。

3. **修订的基本原则** 继续保持前两版教材内容的稳定性和知识结构的连续性,同时对部分内容进行修订和补充,避免教材之间出现重复及知识的棚架现象。修订重点放在四个方面:①根据近几年新颁布的卫生法规和卫生事业发展规划及人民健康标准,补充学科的新知识、新理论等内容;②根据卫生技术应用型人才今后的发展方向,人才市场需求标准,结合执业考试大纲要求增补针对性、实用性内容;③根据近几年的使用中读者的建议,修正、完善学科内容,保持其先进性;④根据学生的年龄和认知能力及态度,进一步创新编写形式和内容呈现方式,以更有效地服务于教学。

现在,经过全体编者的努力,新版教材正式出版了。教材共涉及 33 门课程,可供护理、助产及其他相关医学类专业的教学和执业考试选用,从 2016 年秋季开始向全国卫生职业院校供应。修订的教材面目一新,具有以下创新特色。

1. 编写形式创新 在保留"重点提示,适时点拨"的同时,增加了对重要知识点/考点的强化和提醒。对内容中所有重要的知识点/考点均做了统一提取,标列在相关数字化辅助教材中以引起学生重视,帮助学生拓展、加固所学的课程知识。原有的"讨论与思考"栏目也根据历年护士执业考试知识点的出现频度和教学要求做了重新设计,写出了许多思考性强的问题,以促进学生理论联系实际和提高独立思考的能力。

2. 内容呈现方式创新 为方便学生自学和网络交互学习,也为今后方便开展慕课、微课等学习,除了纸质教材外,本版教材创新性提供了手机版 APP 数字化辅助教材和网络教学资源。其中网络教学资源是通过网站形式提供教学大纲和学时分配以及讲课所需的 PPT 课件(包含图表、影像等),手机版数字化教辅则通过扫描二维码下载 APP,帮助学生复习各章节的知识点/考点,并收集了大量针对性强的各类练习题(每章不低于 10 题,每考点 1~5 题,选择题占 60% 以上,专业考试科目中的案例题不低于 30%,并有一定数量的综合题),还有根据历年护士执业考试调研后组成的模拟试卷等,极大地提高了教材内涵,丰富了学习实践活动。

我们希望通过本次修订使新版教材更上一层楼,不仅继承发扬该套教材的针对性、实用性和先进性,而且确保其能够真正成为医学教材中的精品,为卫生职教的教学改革和人才培养做出应有的贡献。

本套教材第 1 版和第 2 版由军队的医学专业出版社出版。为了配合当前实际情况,使教材不间断地向各地方院校供应,根据编委会的要求,修订版由科学出版社出版,以便为各相关地方院校做好持续的出版服务。

感谢本系列教材修订中全国各卫生职业院校的大力支持和付出,希望各院校在使用过程中继续总结经验,使教材不断得到完善和提高,打造真正的精品,更好地服务于学生。

编委会

2016 年 6 月

修订版前言

随着医学模式的转变,医学已从单纯的生物医学领域向心理、社会领域拓展,护理人员的言谈举止、音容笑貌、人文素养和交际沟通能力,都可能对服务对象的身心健康产生直接或间接的影响,从而影响护理的效果。因此,护理人员学习职业礼仪,掌握人际沟通的技巧,提高服务质量,从而实现以人的健康为中心的整体护理,是现代医学模式转变的需要。

本书是中职护理专业使用教材,编写中以现代医学模式和整体护理模式对护理人员的要求为出发点,紧紧围绕"以服务为宗旨,以就业为导向,以岗位需求为标准"的职业教育指导思想,力求符合中职学校生源特点,贴近社会生活、贴近专业岗位,力求结合"以人为本,人文护理"模式,突出卫生职业教育特色。2010 年 5 月第 1 版教材发行以来,受到广大师生的好评。2014 年 6 月、2016 年 5 月我们对教材进行了修订,其内容根据教学实际进行了调整。

本教材依然保留前两版特点,分为两篇:上篇为护理礼仪,下篇为人际沟通。章前设学习要点及案例分析,正文中设重点提示,章后设讨论与思考。在第 3、6、7、8 章后附设模拟训练,供各学校根据教学实际选择开展。同时配有网络教学资料,包含教学大纲、学时分配和教学APP 等,便于学习使用。丰富"小故事"及"知识拓展"内容,增加了学习的趣味性。本教材结构完整,图文并茂,内容通俗易懂,融理论、实践、案例于一体,通过礼仪知识的学习及沟通案例的训练使学生提高社会适应能力,掌握人际沟通的实际内涵,也希望能对培养、提高护理人员的职业礼仪素质,强化护理情景下的人际沟通,起到指导作用。

本教材在修订过程中得到了安徽省淮南卫生学校、重庆市医药卫生学校、周口职业技术学院医学校、四川省宜宾卫生学校、郑州市卫生学校有关领导的大力支持与帮助,在此一并致以诚挚的感谢!

由于编者水平有限,若有欠缺和疏漏之处,恳请各位专家、各位同仁及使用本教材的广大师生给予批评指正。

编 者
2016 年 6 月

目　录

上篇　护理礼仪

上　篇

护 理 礼 仪

Part 1

第1章

绪　　论

学习要点

1. 礼仪的基本概念、原则和作用
2. 护理礼仪的特征和作用

✚ **案例分析**

　　1962年,周恩来总理到机场为西哈努克亲王和夫人送行。亲王的飞机刚起飞,我国参加欢送的人群便自行散开准备返回,而周恩来这时却依然笔直地站在原地未动,并要工作人员立即把那些登车的同志请回来。周总理批评道:"你们怎么搞的,没有一点礼貌! 各国外交使节还在那里,飞机还没有飞远,客人还没有走,你们倒先走了。"当天下午,周总理就把外交部礼宾司和国务院机关事务管理局的负责同志找去,要他们立即在《礼宾工作条例》上加上一条,即今后到机场为贵宾送行,须等到飞机起飞,绕场一周,双翼摆动三次表示谢意后,送行者方可离开。

　　分析:礼仪的重要性。

　　中国是一个拥有五千多年悠久历史的文明古国,以"礼仪之邦"的美誉著称于世。礼仪作为人类历史发展中形成的一种丰厚的文化,不仅是社会生活的要求,也是一个人乃至一个民族文明程度的体现。随着社会的进步及健康观念的转变,护理的理念和内涵也发生了重大变革,人们对护理服务质量有了更高的要求。因此,加强护理人员的礼仪修养教育有着十分深远的意义。

第一节 礼仪概述

重点提示

礼仪的基本概念。

一、礼仪的基本概念

礼仪是人类文明的产物,是通过一些规范化的、约定俗成的行为准则或规范,来表示人际间的相互尊重、友善和体谅。礼仪包括"礼"和"仪"两部分。"礼"即礼貌、礼节,也指礼物;"仪"即仪表、仪态、仪式、准则等。从广义的角度看,礼仪泛指人们在社会交往中的行为准则及交往艺术;从狭义的角度看,礼仪是指在正式场合为表达尊敬和重视所举行的规范化的仪式。

礼仪的主要表现形式如下:

1. 礼貌 是指人们在交往中通过语言、动作等表示敬意和友好的行为准则,是一个人待人接物的外在表现。它不仅表现时代的文明程度,还能体现个人的品质和修养。如主动打招呼、道谢、使用尊称等。

2. 礼节 是指人们在生活中,特别是交际场合,表示问候、致意、祝愿等的惯用形式,是礼貌的具体体现。如握手、献花、敬礼等。

3. 仪表 是指一个人的外表,主要包括一个人的容貌、姿态、服饰、风度和个人卫生等。它在一定意义上能反映一个人的修养、性格特征,是一个人内在素质的外在表现。

4. 仪式 是指为表示尊重、敬意、友好而举行的具有专门程序、规范化的活动。如开幕式、颁奖仪式、升旗仪式等。

二、礼仪的发展简史

(一)礼仪的起源

1. 礼仪源于祭祀 在原始社会,生产力水平低下,人们对自然界变幻莫测的自然现象和无法驾驭的自然力量,感到无能为力和恐惧,充满了神秘感,由此,产生了原始崇拜。人们认为有创造宇宙的神即造物之主,往往把一些自然现象,如电、闪、雷鸣等奉为神灵加以膜拜。在遭遇干旱、水灾、瘟疫等天灾人祸的时候,人们进行一系列的祭神供神活动,以祈求神的保护。在群居生活中,这种祭祀活动逐渐成为人们共同生活的一种习惯,经过长期使用并统一规范,形成了后来的祭祀礼仪,如祭天之礼仪、祭地之礼仪、祭祖之礼仪。

2. 礼仪源于习俗 人类祖先以打猎为生,世界对他们来说充满了危机。因此,当不同部落的人们相遇时,如果都怀有善念,便伸出一只手,手心朝上,向对方表示没有武器,并让其抚摸掌心以表示亲近、问候之意。久而久之这种习俗就演变成了握手礼。再如最初人类是赤身裸体的,为了保暖遮羞,开始以树皮、动物皮毛为衣,逐渐形成了穿衣的习俗。随着社会的进步,不仅要穿衣,而且对不同性别、不同年龄、不同场合、不同活动等的穿衣还有了特殊的要求,于是形成了穿衣的礼仪。很多礼仪沿袭至今。

(二) 礼仪的发展

从历史发展的脉络看,漫长的礼仪发展史大致分为5个阶段。

1. **萌芽时期** 礼仪的产生可以追溯到原始社会。在旧石器时期,出现了早期礼仪的萌芽。北京周口店山顶洞人,用穿孔的兽牙、海蚶壳、石块、草籽串成链子作为装饰品挂在脖子上,用兽皮和树叶缝制成衣服打扮自己。新石器时期,在今西安附近的半坡遗址的公共墓地中,坑位排列有序,死者的身份有所区别,有带殉葬品的仰身葬,也有无葬品的俯身葬等,产生了礼仪等级的尊卑概念。在整个原始社会时期,礼仪比较简单和朴素。

2. **形成时期** 夏、商、西周,即公元前21世纪至公元前8世纪,原始社会开始向早期奴隶社会过渡,出现了中国最早的礼仪著作,如《周礼》《礼记》《仪礼》等,奠定了华夏礼仪传统的基础。《周礼》是中国流传至今的第一部礼仪专著,将人们的行为举止、心理情操系统地纳入一个尊卑有序的模式中去,要求人们依礼而行。《礼记》对礼做出了符合统治阶级需要的说明。而《仪礼》则详细记录了战国前贵族生活的各种礼节仪式。在这个阶段,首次形成了比较完整的国家礼仪和制度。

3. **发展时期** 春秋战国时期,是我国奴隶社会向封建社会转变的过渡时期。在此期间,相继涌现出孔子、孟子、荀子等思想巨人,发展和革新了礼仪理论。孔子对"礼"非常重视,提出"不学礼,无以立",要求人们用道德规范约束自己的言行,对后世产生了巨大的影响。孔子创立的儒家思想倡导"仁者爱人",强调人与人之间要有同情心,要互相关心,彼此尊重等。孟子继承和发扬了孔子的思想,认为应以"仁、义、礼、智、信"作为人的根本。荀子则强调"以德服人"、"辞让之心"、"恭敬之心"。这些礼仪思想对古代中国礼仪的发展产生了重要而深远的影响,奠定了古代礼仪文化的基础,形成了隆礼重法的社会局面。

4. **封建礼仪时期** 封建礼仪形成于秦汉时期,经过各个朝代的发展,"礼"逐渐演变至"礼仪",其主要作用是维护封建社会的等级秩序,为统治阶级的利益服务。封建礼仪时期的重要特点为重神轻人、重君轻臣、重男轻女。

西汉时期董仲舒提倡"天人合一",他把儒家礼仪具体概括为"三纲五常"。"三纲"即君为臣纲、父为子纲、夫为妻纲;"五常"即仁、义、礼、智、信。这一学说成为封建伦理道德的准则。宋代著名教育家朱熹的"天理"论提出"三从""四德"的道德礼仪标准。"三从"即在家从父、出嫁从夫、夫死从子;"四德"即妇德——一切言行都要符合忠、孝、节、义;妇言——说话要小心谨慎;妇容——容貌打扮要整齐美观;妇功——要把侍奉公婆和丈夫作为最重要的事情来做。明清时期大力推崇礼教,礼仪之风盛行,制定了祭祖、祭天、祭年等仪式仪程,规范了"君臣之礼"、"尊卑之礼"、"交友之礼"等社会活动,使礼制向深层发展,封建礼仪制度日益完善。

5. **现代礼仪时期** 辛亥革命后,受西方平等、自由、民主等思想的影响,中国传统礼仪受到强烈冲击。"五四"运动后,新文化之风盛行,人们开始破旧革新,移风易俗,用自由平等取代宗法等级制度,废除缠足、跪拜、纳妾等陈规陋习,普及教育的改革,从而正式拉开了现代礼仪的帷幕。新中国成立后中国礼仪和礼学进入了一个崭新的历史时期。昔日束缚人们的"三纲"、"五常"、"三从四德"等落后的封建礼教被摒弃,尊老爱幼、助人为乐等中国传统礼仪中的精华,得到继承和发扬。改革开放以来,随着中国和世界的交往日益加深,礼仪的内容和形式都在不断发生变化。从推行文明礼貌用语到积极树立行业新风,从开展"18岁成人仪式教育活动"到制定市民文明公约,各行各业的礼仪规范纷纷出台,岗位培训、礼仪教育日趋红火,讲文明、树新风、重礼貌蔚然成风。广阔的华夏大地上再度兴起礼仪文化热,具有优良文化传统的中华民族又掀起了精神文明建设的新高潮。

21世纪的今天,中国向世界敞开了大门,作为中华民族的后代,我们有权利、有义务、有责任弘扬我国优良的礼仪风范,为"礼仪之邦"再添光彩。

第二节 礼仪的原则和作用

重点提示

礼仪的基本原则。

一、礼仪的基本原则

礼仪的基本原则是人们对礼仪的长期社会实践活动的高度概括,是一些具有普遍性、共同性、指导性的礼仪规范。学习和掌握礼仪的基本原则,对帮助人们规范、约束自己的行为,减少人际交往的失误,掌握人际交往的规律有积极重要的作用。

(一)敬人的原则

即人们在社会交往中,要敬人之心常存,处处不可失敬于人,不可伤害他人的个人尊严,更不能侮辱对方的人格。尊敬他人,是人际交往获得成功的重要保证,也是礼仪的核心所在。孔子曾对礼仪的核心思想有过高度的概括。他说:"礼者,敬人也。"要求人们在交际活动中,与交往对象既要互谦互让,互尊互敬,和睦共处,更要将重视、恭敬、友好放在首位,要常怀敬人之心。

(二)自律的原则

所谓自律,就是要克己,慎独。学习、应用礼仪最重要的就是要自我要求、自我约束、自我控制、自我反省。礼仪宛如一面镜子,与其对照,人们可以发现自己的品质是真诚、高尚还是丑陋、粗俗。真正领悟礼仪、运用礼仪,关键还要看个人的自律能力。只有每个人都按照礼仪的要求,严格规范自己的言行,人与人之间的交往才会和谐顺利。

(三)诚信的原则

诚信可谓一个人的立身基础。没有诚信,一切交往就如空中楼阁,无法支撑维系。诚信原则包括两层含义:即真诚和信义。真诚即真实诚恳。在社交场合,并非每个人都能有优美的姿态,潇洒的风度,得体的谈吐,但是只要真诚相待,使每个人都能感受到你所做的一切是真诚的,同样能赢得他人的信任。信义,就是指人们要遵时守信,要"言必信,行必果"。切不可做"语言上的巨人,行动上的矮子"。失约、不守时、言而无信、失信于人等都是让人反感而失礼的行为。

小 故 事

一个贤明的国王,要从他的孩子当中选出一个优秀的人才,培养成未来的一国之主。他给每个孩子发了一些种子,并宣布谁培养出最美丽的花朵谁就是未来的国王。得到种子后,孩子们都精心照料自己的种子,早晚浇水、施肥。比赛的日子到了,孩子们捧着自己栽种的花朵等待国王的挑选。国王面对一朵朵争奇斗艳的鲜花,始终没有一丝笑容,直到看到沮丧的小王子捧着空花盆,国王才露出欣慰的微笑并宣布小王子赢得了这场比赛。原来,国王发下去的种子全部是煮熟的,根本不可能发芽开花。

(四)女士优先原则

女士优先是国际礼仪中很重要的原则。这一礼仪要求男士从各个方面尊重、照顾、帮助、保护女士,最大限度地展示男士气质与绅士风度。如男女同行时,男士应走靠外的一侧;同时走到门口,男士应为女士开门;坐车时,应让女士先上车,下车时则男士先下;在门口、楼梯口、电梯口遇到女士,男士应侧身站立一旁等。

(五)适度的原则

凡事过犹不及。在社交中,无论是见面时的称呼、介绍还是相互间的交谈,都要遵循一定的礼节,恰到好处地营造出友好、亲切、和谐的气氛,把握好分寸。如在与人交往时,既要彬彬有礼,又不能低三下四;既要优雅得体,又不能矫揉造作;既要热情大方,又不能轻浮谄谀;既要诚挚友善,又不能虚伪客套。

(六)从俗的原则

在日常生活中,由于民族、地域、文化的不同,礼仪的要求也不尽相同。在人际交往中,应当提前了解,入乡随俗,充分尊重对方。切忌指手画脚,自以为是,随意批评否定他人的风俗习惯。

小 故 事

王梅是一名白领丽人。有一次,王小姐所在的公司派她前往东南亚某国洽谈业务,受到了东道主的热烈欢迎。在随之为他们特意举行的欢迎宴会上,主人亲自为每一位来自中国的嘉宾递上一杯当地特产的饮料,以示敬意。轮到主人向王小姐递送饮料之时,一直是"左撇子"的王小姐不假思索,自然而然地抬起自己的左手去接饮料,见此情景,主人却神色骤变,重重地将饮料放回桌上,扬长而去。

原来,在那个国家里,人们的左右手有着明显的分工。正规情况下,右手被视为"尊贵之手",可用于进餐、递送物品以及向别人行礼。而左手则被视为"不洁之手",用左手递接物品,或是与人接触、施礼,在该国被人们公认为是一种蓄意侮辱。王小姐在这次交往中违规犯忌,说到底是由于她不了解交往国的习俗所致。

(七)宽容的原则

在人际交往中,应宽以待人,多容忍、体谅、理解他人,不要斤斤计较、过于苛责。这样才能减少矛盾,化解冲突。

(八)平等的原则

现代礼仪中的平等原则,是指以礼待人,有来有往,既不能盛气凌人,也不能卑躬屈膝。对任何交往对象应一视同仁,不管其地位、财富、种族都应予以同等礼遇。平等原则是现代礼仪的基础,是现代礼仪有别于传统礼仪的最主要原则。

二、礼仪的作用

(一)促进沟通

礼仪可以促进沟通,促进人们相互尊重。在人际交往中,自觉地执行礼仪规范,可以使交往双方的感情得到沟通。在向对方表示尊重、敬意的过程中,获得对方的理解和尊重,使人们之间的交际往来得以成功,进而有助于人们从事的各项事业得以发展。

(二)协调人际

礼仪的重要作用是对人际关系的调节,从一定意义上说,这是人际关系和谐发展的调节器、润滑剂。一方面,礼仪作为一种规范、程序,作为一种文化传统,对人们之间相互关系模式起着规范、约束和及时调整的作用;另一方面,某些礼仪形式、礼仪活动可以化解矛盾、建立新关系模式。可见礼仪在处理人际关系中,在发展健康良好人际关系中,是有其重要作用的。只有知礼、懂礼的人,才能在人际交往中表现出礼貌、友好、真诚、守信、严于律己和宽以待人。在交往时按礼仪规范去做,有助于加强人们之间相互尊重、友好合作的关系,缓解或避免某些不必要的情感对立与障碍。

(三)维护社会

礼仪是整个社会文明发展程度的反映和标志,同时礼仪也反作用于社会,对社会的风气产生广泛、持久和深刻的影响。所以说在维护社会秩序方面,礼仪起着法律所起不到的作用。如果人们都能够知礼、守礼、讲文明、守纪律,将有助于家庭的和睦幸福,有利于社会的和谐稳定。

(四)教化育人

礼仪具有教化作用,主要表现在两个方面,一方面是礼仪的尊重和约束作用。礼仪作为一种道德习俗,它对全社会的每个人,都有教化作用,都在施行教化。另一方面,礼仪的形成、礼仪的完备和凝固,会成为一定社会传统文化的重要组成部分,它以"传统"的力量不断地由老一辈传承给新一代,世代相继、世代相传。在社会进步中,礼仪的教化作用具有极为重大的意义。高度发达的社会主义物质文明建设,需要一个高度文明的精神生活氛围,这就要求人们都成为有道德有修养的人。礼仪通过评价、劝阻、示范等教育形式纠正人们不正确的行为习惯,倡导人们按礼仪规范的要求去协调人际关系。遵守礼仪原则的人客观上起着榜样的作用,无声地影响着周围的人。人们在耳濡目染和言传身教中,接受教育,净化心灵,陶冶情操,端正品行。

第三节 护理礼仪的特征和作用

护理礼仪是护理工作者在长期工作中形成的礼仪规范与行为准则。护理礼仪作为一种专业文化现象,是护士综合素质的体现,不仅要符合特定历史条件下的道德规范、传统习惯、风俗禁忌等,还需要符合护理工作的特点,具有护理服务的艺术性和科学性。

重点提示

①护理礼仪的特征;②护理礼仪的作用。

一、护理礼仪的特征

护理礼仪除具有一般礼仪的基本特征外,还具有护士专业的文化特性,在适用对象、适用范围上存在显著的专业特征。

(一)护理礼仪的规范性

护理礼仪是护理人员必须遵守的行为规范,它是在法律、规章、制度、守则等原则的基础上,结合护理专业的特征对护理人员提出的要求,为护理人员的待人接物、律己敬人、行为举止等方面提供了既定的模式或标准。

(二)护理礼仪的强制性

护理礼仪的基础形式是法律、法规、制度、守则等,所以护理礼仪就具备了一定的约束力、强制性,要求护理人员在工作中必须严格遵守,以维护其尊严。

(三)护理礼仪的综合性

护理礼仪作为一种专业文化,是护士综合素质的体现。一是护理服务的科学性与艺术性的统一;二是人文与科技相结合;三是生命的伦理学与美学等人文原则须纳入操作者的思想中。总之,良好的护理礼仪必然会体现出护士的科学态度、人文精神和丰富的文化底蕴。

(四)护理礼仪的适应性

护理礼仪的适应性是指护理人员对于不同的服务对象或不同文化的礼仪具有适应能力。随着国际间的友好往来增多,护理工作面对的患者其信仰、风俗、文化等各方面都有所不同,护士要在工作中尊重患者的信仰、文化、习俗,并在交流、接触、调整中相互融合适应。

(五)护理礼仪的可行性

护理礼仪注重的是切实有效、可行实用。因此,护理礼仪需广泛运用于护理实践中,并成为工作中的行为规范,受到护理对象的认可。

(六)护理礼仪的传统性

传统性是护理礼仪的重要特征。任何地区、任何民族或任何国家都有自己的传统文化,传统文化中的精华必须继承。中国的文化礼仪体现了中华民族重人伦、崇道德、尚礼仪的传统,我国护理礼仪继承了中华民族的优良传统,汲取了西方文化的精华,发展和完善了自己的科学体系。

二、护理礼仪的作用

(一)表达作用

在护理工作人际交往中,礼仪仪表是一种无声的语言。仪表是护患交往中最先进入对方视野的信息,患者常有意无意地根据护士的礼仪仪表以及自己所受到的礼遇,来分析和判断这其中折射出的对方的心态、情感和意向。因此,护理礼仪首先是表达作用。

（二）调节作用

护理礼仪是在医疗护理实践中，根据医疗活动的需要发展成一套具有普遍意义的行为模式，这种模式化的礼仪反过来又规范、约束护士的行为。护理礼仪既反映了护士的外在行为规则，也对护理活动具有规范和调节作用。

（三）形象作用

护理礼仪是护士职业形象的重要组成部分，是护士素质、修养、行为、气质的综合反映。护士的仪容仪表、语言艺术、人际关系与沟通技巧及护士行为规范，都影响着患者对医疗护理服务的信任。同时，护理礼仪还能强化护理行为效果，提高护理工作的科学性，从细微处满足患者心理需求，促进早日康复，这也无形中宣传了护理人员的形象，赢得社会的认可，在激烈的社会服务竞争中，体现出护理工作的价值。

（四）艺术作用

护理礼仪是研究护理服务的艺术问题。作为社会的人，每个人都有各自不同的社会、文化、宗教、民族背景和个人的心理特征。同样是一种疾病，不同的服务对象有着不同的护理需要，而满足护理需要的措施是不一样的，护理方式方法也因人而异，这就体现出了护理服务艺术的作用，借助于护理礼仪的表现形式，使护理技术更具有人性化。

小贴士

南丁格尔曾指出："人是各种各样的，由于社会、职业、地位、民族、信仰、生活习惯、文化程度的不同，所患疾病与病情也不同，要使千差万别的人都达到治疗和康复所需要的状态，本身就是一项最精细的艺术。"

随着人们生活水平的提高，对医疗卫生的需求也不断提高，护理服务已经不仅仅局限于注射、输液、发药等单纯的护理操作，而是越来越注重为服务对象提供全身心、全方位的优质护理服务。除专业技术外，言行举止能充分体现出对患者的关心照顾和体贴。因此，面对未来的医疗竞争和社会需求，护理礼仪将成为卫生行业规范的外在的艺术表现。

讨论与思考

1. 通过绪论的学习说出5个日常生活中的礼仪行为。
2. 你认为礼仪的作用有哪些？
3. 通过礼仪原则的学习查找自己与人交往时的不足。
4. 如何理解护理礼仪的特征？

（王 燕）

第2章

护士仪表礼仪

学习要点

1. 护士仪容礼仪的要求
2. 表情的构成因素
3. 护士着装的原则和要求

✚ **案例分析**

护士小张在值夜班时接到急诊室电话,有位急性阑尾炎的患者急诊入院。患者进入病房时,面色苍白,大汗淋漓,非常痛苦。小张没带护士帽,胡乱披着护士服过来迎接患者,继而微笑着对患者家属说"不要急,我叫医生过来",说完不慌不忙地走了。

分析:小张有哪些地方不符合护理礼仪的要求?

仪表即人的外表,包括容貌、表情、服装等。它既是一种文化和修养,也是一种无声的语言。一个人的仪表礼仪在交往中起着非常重要的作用,美好的仪表可以给人留下美好的、深刻的印象,从而为交际活动打下基础。作为护理人员,塑造好白衣天使的形象,让服务对象产生良好的"第一印象",有助于赢得服务对象对自己的信任和尊重。

第一节 仪容礼仪

重点提示

护士仪容礼仪的要求。

在仪表礼仪中,仪容礼仪是重中之重,具体要求为:①自然美,指仪容的先天条件良好;②修饰美,指对个人仪容进行恰当的修饰以扬长避短,展现美感;③内在美,指美好的心灵,是美的最高境界。良好的仪容礼仪是三者的高度统一。

一、发型礼仪

发型是仪容的重要组成部分,是自然美与修饰美的结合。恰当的发型会使人容光焕发,充满朝气。当今社会,发型的功能已不仅是表示清洁与美观,在一定程度上还表现着一个人的文化修养、精神状况、社会地位、审美情趣、知识结构及行为规范。

(一) 发型修饰的原则

1. 干净整洁 清洁头发要做到勤梳理、勤清洗,使之干净整洁,无异味、无异物,坚持做好日常护理。

知识链接

头发保养方法有哪些呢? 如做到以下几点,或许会为你的头发保养增色不少。

避免使用强效洗发水:选用洗发水时,应尽量避免有强效去屑、强效防脱等功能的强酸或强碱类洗发水,这类洗发水会让头发变得异常脆弱,导致干燥、分叉、断裂。

头发需要防晒:头发也是很娇弱的,经太阳暴晒后容易发黄、干枯甚至断裂。"外出五步也撑把伞"是个不错的主意,既保护了脸面,也照顾了发丝。

头发需要"吃"营养:如果说清洗、梳理、防晒是保养头发的"表",那么,营养的调理和补充则是保养头发的"里",表里如一,养发自然能拿高分。头发的生长喜欢富含蛋白质、维生素等物质的食物,如黑芝麻、核桃等,讨厌油性大、刺激性大的食物。

2. 发型得体 选择发型,除了适当兼顾个人偏爱之外,最重要的是要考虑到个人条件,如脸型、体型、年龄、职业和所处场合等,要遵守应己(即适合自己)的原则。

知识链接

椭圆形脸:俗称鸭蛋脸、瓜子脸。此为标准脸型,可以配任何发型。

圆形脸:发型应尽量向着椭圆形脸靠拢。额前的头发应该高起来,不要让过长过齐的发帘遮住前额。两边的头发应帖服,不应该篷起来。

方形脸:发型应该削去棱角,使脸型趋与圆润,可以将方阔的额头用头发遮住,两侧的头发可以稍长一些,以曲线的美掩盖方形的缺欠。

长形脸:选择发型时应加重脸型的横向。发帘一定不要向上梳,可以适当地用"刘海"掩盖前额。

三角形脸:发型应尽可能增加额头两侧的厚度。采用侧分,使头发掩盖尖窄的额头。头发不要向后背。

3. 美发自然 不论采用何种方法对头发进行美化,一定要自然、大方、美观、规范,体现形象美及职业美。作为学生保持天生的自然美和质朴美很重要。

(二) 护士发型的要求

1. 男护士 男护士前发不附额,侧发不掩耳,后发不及领,不剃光头,不留大鬓角。

2. 女护士　女护士在工作场合,发型一般要求庄重保守,不能过分时尚。短发长度以前发不过眉,后发不过肩,两侧齐耳垂下沿为好。发长者须用发网置于脑后或盘起(图 2-1、图 2-2)。

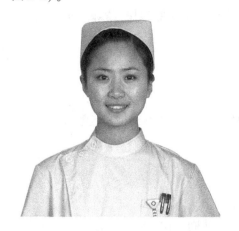

图 2-1　女护士发型(正面观)

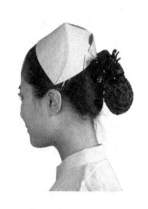

图 2-2　女护士发型(侧面观)

二、面 容 要 求

护士每天都要近距离与服务对象接触。因此,整洁、干净的面部仪容是护士职业最基本的礼仪要求。

(一) 眼部

眼睛是人际交往中被人注意最多的地方,因而是修饰面容时的首要之处。在修饰眼部时要注意以下几点。

1. 卫生　①保持眼睛清洁,及时清除眼睛的分泌物;②眼睛患病时,应及时诊疗,并自觉回避社交活动。

2. 眉毛　根据个人脸型、气质等对眉毛进行适当的修饰。

3. 眼镜　应美观、大方、符合护士职业形象,且经常对其进行擦拭和清洁。原则上室内不应戴太阳镜。

知识链接

椭圆形脸:根据人物特点选择适合的眉形。

圆形脸:适合长扬的眉形,使脸部相应的拉长。眉峰的位置可以是靠外侧 1/3 外,眉峰形状不要太锐利,眉间距可以近一些,眉形不宜太长。

方形脸:适合短眉形。可以是略微上扬的,不可以太细太短,眉间距不要过窄,在眉毛 1/2 处起眉峰,眉峰圆润、眉头略粗即可。

长形脸:适合长眉形。可以是粗粗的、方方的卧蚕眉,在眉毛 2/3 处起眉峰,眉峰应平一些,眉间距可略宽。

(二)耳部

耳朵位于面部两侧,仍在别人的视线之内,同时耳朵又是容易藏污纳垢的地方,在修饰耳朵时要特别注意以下几点。

1. 卫生 洗脸、洗头、洗澡时不要忘记清洗耳朵,及时去除耳部污垢,清除耳道分泌物。切不可当众挖耳朵。

2. 耳毛 耳毛长的较快时,注意及时修剪。

3. 耳饰 工作时不佩戴任何耳饰。

(三)鼻部

鼻子位于面部的正中,对整个面容起着非常重要的作用。在修饰鼻部时应注意以下几点。

1. 清洁 注意保持鼻腔清洁,不在他人面前挖鼻孔、擤鼻涕。

2. 鼻毛 及时修剪鼻毛,但不应当众剪、拔。

(四)口部

保持口腔清洁和口内无异味是仪容礼仪的基本要求。

1. 清洁 刷牙做到"三个三"。即在饭后 3 分钟刷牙,共刷 3 次,每次需刷 3 分钟。经常用漱口水、牙线、洗牙等方式清洁牙齿。

2. 避免异味 在上班或应酬前,忌食气味刺鼻的食物,如酒、葱、蒜等,也不可吸烟。口腔有异味时,与人交往要保持一定距离。注意闭口呼吸,必要时可以用口香糖或口气清新剂等,减少口腔气味。如果长期有异味,要查明原因,及时治愈。

3. 避免异响 口中发出的声音,如哈欠、吐痰、呃逆等都是不雅之声,统称异响。在工作岗位上是不该出现的。进食时也应闭嘴咀嚼不发出太大的声响。

4. 修饰 男士若无特别宗教信仰和民族习惯,最好不要蓄须,要及时修剃。女士在干燥季节可适度使用润唇膏,以免嘴唇干裂、起皮。

(五)皮肤

注意面部及颈部皮肤清洁,根据个人特点适度保养,保持皮肤健康。

知识链接

仪容礼仪对肢体也提出了要求。

1. 手的修饰主要是做到清洁卫生,指甲要及时修剪。不要当着他人在公共场合清理指甲里的污垢或咬指甲、剪指甲。护士在工作中应规范洗手,且不戴任何饰物。

2. 腋毛如果过分浓密,外露很不雅观,天热时穿无袖衣服很容易暴露,应剃掉或穿带袖装。

3. 一般场合,不应裸露肩部。男士不应穿短裤暴露腿部,女士不应穿超短裙。一般在公共场所不应赤脚穿鞋,也不应在别人面前脱鞋、脱袜,更不应抠脚趾。

三、化 妆

化妆是生活中的一门艺术,它是利用化妆品,按照一定的技巧对人进行修饰、装扮,使容貌更加靓丽。一般情况下,女士对化妆更加重视。适当而得体的化妆,可以衬托女性容貌的秀丽,体现品味的高雅,增添生活的色彩,保护皮肤的功能。

(一)淡妆上岗的意义

护士作为职业女性,自然清雅的妆容是自尊、自爱、热爱生活的直接体现。护士带着自然、明快、端庄、健康的妆色上岗,适合医院环境及护理人员装束浅浅、素雅的主旋律,就犹如柔柔的春风掠过,既能使自己容光焕发,充满活力,又能给患者美的感受,增进患者的亲近感和信任感,唤醒其追求美的天性,树立战胜疾病、回归社会的信心。

(二)简易化妆法

护理工作的性质决定了护士的忙碌和辛苦,每天不会有充足的时间去从容的装扮自己,掌握简易的化妆法则很有必要。

1. 准备　根据自己的肤色、气质准备相应化妆品,如洁面乳、紧肤水、营养霜、粉底、腮红、唇膏、眉笔等。将头发束起,眉毛根据需要修剪。

2. 化妆程序

(1)洁面护肤:用温水清洁面部可以祛除新陈代谢产生的老化物质、空气污染、残妆等污物,更容易上妆。洁面后使用化妆水轻拍至吸收,补充水分,使肌肤变得柔软,接着将乳液或面霜均匀地搽在脸上。

(2)底妆:使用粉底可以调整皮肤颜色,使皮肤平滑。应根据个人肤色选择合适粉底,将脸部及颈部仔细涂匀,之后使用蜜粉定妆。

(3)眼妆:整体以自然大方为要求,不应过分夸张。使用比眉色浅一号的眉粉或眉笔,利用眉刷从眉头至眉尾顺向刷过,眉毛的颜色可以与发色协调一致。用眼线笔描画1/3~1/2的上下眼线,然后用手指或棉花棒轻轻晕开,看起来效果更加自然。如果睫毛浓密可以只在眼尾扫些眼线。在上眼睑擦上一点大地色系眼影,衬托眼睛明亮有神。

(4)口红:护士妆是介于生活妆与职业妆的一种综合性化妆艺术,不可过分夸张。因此,口红的选择要接近唇色,不宜选择大红色。

(5)腮红:选择与眼影、唇膏同一色系的腮红,以颧骨为中心向四周轻扫,向脸原有肤色自然过渡。

(6)检查修补:化好妆后应仔细检查有无疏漏及不自然之处,以保持妆容得体。

(三)化妆的注意事项

1. 适度得体　化妆是一门艺术,成功与否取决于个人的审美观和自身修养,化妆的最高境界是"妆成有却无"。适度而得体的化妆,可以体现护士端庄、美丽、生动、自然、温柔、大方的独特气质,切勿浓妆艳抹,切勿夸张离奇。

2. 切忌当众化妆或补妆　化妆,应事先准备好或在专用化妆间进行,任何情况下,都不要在公共场合当众化妆或补妆,特别是有男士在场时,以免引起不必要的误会。

3. 切忌借用他人化妆品　从讲卫生、讲礼貌的角度考虑,一般不借他人化妆品使用。

4. 切忌评论他人的化妆　化妆是个人的事情,对他人的化妆不要评论或非议。

1960年9月,尼克松和肯尼迪两人举行竞选总统的第一次辩论(电视直播)。当时两人的声望和才华不相上下。据大多数评论员估计,尼克松是经验丰富的"电视演员",击败缺乏电视演讲经验的肯尼迪是在情理之中的事情。然而,事实却出人意料,肯尼迪最终获胜了。这是何因呢? 因为尼克松没有听从电视导演的劝告,再加上他精神疲惫,萎靡不振,面部化妆又用了深色粉底,在屏幕上显现出一副疲惫不堪、愁眉苦脸的样子,最终导致竞选失败。而肯尼迪竞选之前做了大量的准备工作,还到海滩晒太阳,养精蓄锐。结果当他出现在电视屏幕上时,红光满面,精神焕发,演讲辩论谈吐自如,最终成功夺取"桂冠"。由此可见,仪表在人生的事业中有时所起的作用是很大的。

第二节 表 情

表情是指人的面部情态,它是在神经系统的控制下,面部肌肉及其各种器官所进行的运动、变化以及面部在外观上所显现的某种特定的形态,是人的思想感情和内在情绪的外露,是一种无声的语言。人的喜、怒、哀、惧、爱、恶、欲七情,都可以通过表情表现出来,而且,表情传达的感情信息要比语言更真实巧妙。在社交活动中,若能准确使用和观察面部表情,那么许多疑难问题都会迎刃而解。

重点提示

表情的构成因素。

一、表情的作用

美国心理学家梅拉比安认为,在人们所接受的来自他人的感情表达中,有7%来自语言,38%来自声音,而55%来自表情。通常,表情丰富的人容易交到朋友,建立良好的人际关系。面无表情的人让人感觉不易亲近,给人不易沟通的错觉。可见表情在人际沟通过程中占有非常重要的地位。

(一)表情传递情感

面部表情非常丰富,许多细微复杂的情感,都可以通过面部种种表情来传递,并且能对口语表达起解释和强化作用。护士的表情亲切、和蔼、自然、沉稳,可以使服务对象产生平静、友善、愉快和安全的感觉。

(二)表情反映心理

表情是心理活动的寒暑表、是情绪变化的透视镜。法国生理学家科瑞尔说过:"脸反映出人们的心理状态,脸就像一台展示我们的感情、欲望、希冀等一切内心活动的显示器。"思想家狄德罗则指出:"一个人……他心灵的每一个活动都表现在他的脸上……"如正处于疼痛的患者常会愁眉苦脸;内心害怕的患者看起来显得畏缩;而焦虑的患者则会深锁双眉等。同样,患者也会注意护士脸上的表情。

知识链接

面部表情可以分为八类:感兴趣—兴奋;高兴—喜欢;惊奇—惊讶;伤心—痛苦;害怕—恐惧;害羞—羞辱;轻蔑—厌恶;生气—愤怒。一般来说,眼睛和口腔附近的肌肉群是面部表情最丰富的部分。

(三) 表情超越界限

人类的表情大多具有共性,超越了地域文化的界限,几乎可以在世界上任何地区,任何人群中通用,成为人类一种世界性的"语言"。罗曼·罗兰曾感慨道:"面部表情是多少世纪培养的成功语言,是比嘴里讲得要复杂千百倍的语言,它的民族性地域性差异较少。"

(四) 表情展示修养

表情是修养的外露。在人际交往中,修养高低与否,通过表情往往可以得到较明确的反映。人们正是通过"听其言,察其色"去评价一个人素质涵养的高低。如一个高素质的人在人际交往时,双方谈话时间虽然较长,但仍能专注的倾听,并辅以点头、应诺、微笑等反应,绝不流露厌烦的表情;当对方在交谈出现失误时,绝不显现讥笑的表情等。因此,在人际交往中,必须善于控制表情,塑造热情有礼、优雅得体的形象。

二、表情的构成因素

构成表情的主要因素一是眼神,二是笑容。

(一) 眼神

眼睛是心灵的窗户,能够最直接、最完整、最深刻、最丰富地表现人的精神状态和内心活动。印度诗人泰戈尔曾指出:"一旦学会了眼睛的语言,表情的变化将是无穷无尽的。"学会用眼睛说话,无疑将会使你成为最受欢迎的人。

1. **注意眼神的交流** 作为护士,在与患者交流时,无论是了解病情还是护理操作,都应和患者有恰当的眼神交流,要学会用眼睛表达理解和爱心,让患者及其家属能从中看到尊重、鼓励和信心。

(1) 时间:注视对方时间的长短,往往十分重要。在交谈中,听的一方一般多注视说的一方。①注视对方的时间占相处时间的1/3左右表示友好。②注视对方的时间占相处时间的2/3左右表示关注。③若注视对方的时间不到相处时间的1/3,往往意味着对其不屑,或没有兴趣。④若注视对方的时间超过了全部相处时间的2/3,往往表示对对方抱有敌意,或是为了寻衅滋事,或者对对方本人发生了兴趣。

想一想

值班护士正在写护理病历，一患者过来说："护士，我给你说个事!"护士为了节约时间，并没有停下手中的笔，头也不抬地对患者说："你说吧，我听着呢!"患者说了两句就停下来了，并打算离开。这是为什么?

(2)角度：在注视他人时，目光的角度，即其发出的方向，是事关与交往对象亲疏远近的一大问题。注视的常规角度有以下几种。①平视，即视线呈水平状态，也叫正视。在接待患者及其家属时可使用平视(正视)，以示尊重、理解和平等。但是当患者及其家属说错话或拘谨的时候，不要正视对方，免得被误认为是讽刺和嘲笑。②仰视，即目光向上注视他人。表示尊重。③俯视，即目光向下注视他人，一般用于长辈对晚辈的宽容、怜爱，也可对他人表示轻慢、歧视。护士常用俯视对待卧床的患者表达爱护和体贴。护患交流最常用的就是平视和俯视。

(3)部位：用目光注视对方，应自然、稳重、柔和，而不能死盯住对方某部位，或不停地在对方身上上下打量，这是极失礼的表现。注视对方什么位置，要依据传达什么信息、营造成什么气氛而异；要依据不同场合、不同对象而选择具体目光所及之处和注视的区间。①社交注视区间，即人们在普通的社交场合采用的注视区间。这一区间的范围是以两眼为上线，以下颌为顶点所连接成的倒三角区域。注视这一区域最容易形成平等感，容易营造良好的社交氛围。②公务注视区间，注视对方额头，表示严肃、认真、公事公办，适用于公务活动中。③亲密注视区间，具有亲密关系的人在交谈时采用的注视区间，主要是看着对方的眼睛、嘴部和胸部。恋人之间，至爱亲朋之间，注视这些区域能激发感情，表达爱意。

知识链接

眼皮的开合——人的内心情感变化，眼皮的开合也产生改变。如睁大双眼表示惊讶。

瞳孔的变化——瞳孔放大，传达正面信息，如爱、喜欢、兴奋、愉快等；瞳孔缩小，则传达负面信息，如消沉、戒备、厌烦、愤怒等。

眼球的转动——眼球的转动，不应表现得反常。若其反复转动，表示在动心思。

2. 注意避免眼神 护士在运用目光交流时，要把目光柔和地投向患者及其家属脸部，应避免使用以下几种眼神。

(1)视而不见：护士巡视病房时，对患者求助的目光、痛苦的呻吟、输完液的空瓶等视而不见，会使患者感觉你极不负责任，害怕自身安全受到威胁。

(2)睨视、斜视：这种眼神表现出的是轻浮或鄙夷，往往使患者产生被瞧不起而受辱的感觉。

(3)上视：视线呈向上状态。这种眼神常表示"不是我的错"、"我不想听"、"你有什么了不起"等。

(4)凝视：这种眼神是指柔和地注视对方且时间较长，表示专注、恭敬、爱慕。如果异性之间单方凝视，不仅会引起对方不安，还会引起各种猜疑。

（5）目光游离：这种眼神易使患者怀疑你的可信程度，同时还会让患者产生疑虑和不快，是一种"我不同意你的意见"、"我不想听你再说"的心情流露。

（6）闭眼：听人说话时闭眼是很不礼貌的。这种表情常常不自觉地发生，意在把对方挡在视线之外，表示厌烦。如果患者给你诉说病情而你闭眼倾听，会使患者感到你不重视他，没把他放在眼里。

眼神是一种深情的、含蓄的无声语言，往往可以表达有声语言难以表现的意义和情感。人的眼睛时刻在"说话"，时刻道出内心的秘密。作为一名护士不仅要善于控制自己的情感，正确地使用眼神，同时还应学会"看懂"对方眼神的含义，从患者眼神的变化中，分析其内心活动和意向。特别要注意观察患者疑虑、忧伤、烦躁、恐惧、痛苦之情的表达，这对护理工作有着非常重要的意义。

> **知识链接**
>
> 　　不同国家、不同民族、不同文化习俗对眼神的运用也有差异。如，在美国，一般情况下，男士是不能盯着女士看的；两个男士之间也不能对视的时间过长，除非是得到对方的默许；日本人对话时，目光要落在对方的颈部，四目相视是失礼的；阿拉伯民族认为，不论与谁说话，都应看着对方。大部分国家的人们忌讳直视对方的眼睛，甚至认为这种目光带有挑衅和侮辱的性质。

（二）微笑

微笑是社交场合中最富有吸引力、最有价值的面部表情，是盛开在人们脸上的一朵鲜花，表现了人际关系中友善、诚信、谦恭、和蔼、融洽等最为美好的感情因素。

1. 微笑的作用　　在护理工作中，护士适当的微笑，是优质服务和亲和力的表现。有人说护士的微笑如阳光，可以驱散阴云；如春风，可以驱散寒意。微笑虽无声，却可以表达出高兴、欢悦、同意、赞许、尊敬、同情等许多信息。护士的微笑，对患者的安抚胜过十剂良药。正如英国发明家思提德所说："微笑无需成本，却能创造价值。"

> **知识链接**
>
> 　　世界微笑日，是唯一一个庆祝人类行为表情的节日，从 1948 年起世界精神卫生组织将每年的 5 月 8 日确定为世界微笑日，这一天会变得特别温馨，在对别人的微笑中，你也会看到世界对自己微笑起来。世界微笑日，让我们嘴角上翘，我们用微笑对抗地心引力带来的面容衰老，也用微笑释放善意，与世界和睦相处。在你对别人的微笑里，也会看到世界对你微笑。这样美好的特权，何必吝啬！

（1）微笑可以留给患者良好的第一印象：一些心理学家表明，初次交往留给对方的印象一般是非常强烈、鲜明的，并对以后的交往产生重要影响。与患者初次见面，给予一个亲切的微笑，会在瞬间拉近双方的心理距离，不仅使患者产生亲切感、信赖感，产生愉快的情感体验，而且这种情感往往会较长时间影响着患者对护理人员的态度，对患者无疑是一种安慰和鼓励。

（2）微笑可以产生融洽的交流气氛：微笑是一种特殊语言——情绪语言。微笑可以消除彼此间的陌生感，打破交际障碍，使人们心灵相通、相近、相亲，产生融洽活跃气氛的作用。

（3）微笑可以消除误会打破僵局：在临床工作中，如果护理人员与患者发生矛盾，产生了误会，即使患者语气咄咄逼人，护士若能不急不怒，微笑着向患者解释、道歉，在一定程度上会消除患者的不满情绪；微笑着委婉提出批评，也不会使患者感到难堪。用微笑这个文明的方式可以解决矛盾，化干戈为玉帛，"一笑泯怨仇"。

2. 微笑的注意事项　笑的共性是面露喜悦之色，表情轻松愉快。但是，如果发笑的方法不对，或许会显得非常假，甚至虚伪。

（1）发自内心：微笑是一种"情绪语言"的传递，只有发自内心，才能感染对方，才能发挥情绪沟通的"桥梁作用"。护士的微笑不允许丝毫的"作秀"，只有以"真诚"为基础的微笑才会得到患者及家属的信任和敬重，才能建立和谐的护患关系。

（2）声情并茂：微笑和语言美是孪生姐妹，甜美的微笑伴以礼貌的语言，二者相映生辉。如果脸上微笑，却出言不逊，微笑就失去了意义；同样，如果语言文明礼貌，却面无表情，则更让人怀疑你的诚意。只有声情并茂的微笑，才能起到锦上添花的效果。

（3）注意场合：微笑是一种极富魅力的非语言信息，但不合适宜的微笑，会适得其反。如当护士面带微笑地告诉患者家属一个不幸的消息时，会让人感到你有幸灾乐祸的嫌疑。因此，微笑要注意场合，符合当时情境下的心态，恰当地用微笑表达情感。否则，不仅不能起到微笑服务的效果，反而会伤及服务对象。

（4）坚持四个一样和四不要：四个一样即患者身份高低一样；与患者认识与不认识一样；对大人小孩一样；护士主观心情好坏一样。四不要即不要缺乏诚意、强装笑脸；不要露出笑容随即收起；不要仅为情绪左右而笑；不要只把微笑留给领导、同事和熟悉的患者。

3. 微笑的训练　面对镜子练习，注意掌握要领。

（1）唇型稍微弯曲，嘴角稍稍上提，双唇闭合，不露牙齿。

（2）两颊肌肉收缩，口里可念着汉语"一"字音，但不发出声音，笑时不牵动鼻子。

（3）注意眼眉的配合，双眉轻轻上扬，自然舒展、目光柔和发亮。

小 故 事

美国的希尔顿旅馆从一家扩展到近百家，遍布世界五大洲的各大城市，成为全球最大规模的旅馆之一。70多年来，希尔顿旅馆的生意如此之好，财富增加如此之快，其成功的秘诀之一，在于服务人员的"微笑影响力"。希尔顿旅馆的创始人唐纳·希尔顿在五十多年里，不断到他分设在各国的希尔顿旅馆视察业务。他每天至少与一家希尔顿旅馆的服务人员接触。他向各级人员（从总经理到服务员）问得最多的一句话，必定是："你今天微笑了没有？"

第三节　着装礼仪

着装，即指服装穿着，它既是一门技巧，更是一门艺术。着装既直接表现了一个国家、一个民族的文化素养、精神面貌和物质文明发展的程度,又以最直接、最明显的静态语言的方式,传达出一个人内在的文化素质和审美情趣的高低与雅俗,以及其身份地位、经济实力等信息。著名意大利影星索菲亚·罗兰就曾深有感触地说:"你的服装往往表明你是哪一类人物。他们代表着你的个性,一个和你会面的人往往自觉不自觉地根据你的衣着来判断你的为人。"

重点提示

护士着装的要求。

一、日 常 着 装

(一) 着装原则

古今中外,着装从来都体现着一种社会文化,体现着一个人的文化修养和审美情趣,是一个人身份、气质、内在素质的无言介绍信。恰当的着装应体现出职业特点、性格特征和固有魅力。

1. 整洁原则 整洁是最美的修饰,代表着振奋、积极向上的精神状态。在任何情况下,人们的着装都要力求整洁,具体有3个方面的要求:①干净,不该存有明显的污渍、汗味等;②完好,不应有破损;③整齐,不应有褶皱。在这方面,周恩来总理堪称完美的典型。他不论穿新衣、旧衣、布衣、毛料衣,还是西装、中山装,始终给人留下整洁、大方、庄重、精神的美好印象,体现了总理朴实而伟大的人格,为中国在世界舞台上树立了高大的形象。

2. TPO原则 是有关服饰礼仪的基本原则之一。T(time) P(place) O(object)即要求着装要因时间、地点和目的的变化而相应变化。

(1)与时间相适应:时间的含义有3层。①指每天的早上、日间、晚上3段时间的变化。早上喜欢晨练的人们可以穿着运动服,居家者穿家居服。日间穿的衣服要面对他人,应当合身、严谨、符合身份。而晚上穿的衣服如睡衣,不为外人所见,可以宽大舒适、随意。②指每年的春、夏、秋、冬四季的不同。穿衣有一定的季节性,如果在飞雪的冬季穿一件质地非常透薄的连衣裙,这显然是不合时宜的。③指时代的差异,人们应根据不同时代的潮流,选择与之相适应并协调的服装。

(2)与地点、场合相适应:①与地点相适应是指考虑该国家、该地区所处的地理位置以及这个国家或地区的自然条件、文化背景、风俗习惯和开放程度,也就是与所处的环境相适应。如在西方国家,一位少女,随时可以穿着吊带背心、超短裙。但她若以这种服装出现在着装保守的阿拉伯国家,就显得非常失礼,且极不尊重当地人。②与场合相适应,如在公务场合应穿着整齐,保持稳重、端庄、大方;在社交场合宜穿着典雅、时尚、个性;休闲场合对服装的要求是舒适、自然、方便,可穿着运动装、牛仔装、T恤、居家服装等。

(3)与目的相适应:人们的着装往往体现着其一定的意愿,即自己对着装留给他人的印象如何,是有一定预期的。如一个人身着款式庄重的正装前去应聘新职、洽谈生意,说明他郑重其事、渴望成功。而在这类场合,若穿着随意、不修边幅,则表示不够重视,缺乏诚意。

3. 适应原则 是指一个人的穿着要和他的年龄、形体、职业相吻合,给人一种和谐的美感。

（1）与年龄相适应：不管是年轻人还是中老年人，都有权利打扮自己，不同年龄的人有不同的穿着要求。年轻人可穿的鲜艳、活泼一些，但是尽量避免过于成熟，这样可以充分体现出年轻人的朝气和蓬勃向上的青春之美。而中老年的着装则要注意庄重、雅致、整洁，体现出成年人的成熟风韵，服装质地要考究一些。

（2）与体型相适应：树无同形，人各有异。人的体型千差万别，难求十全十美。对于现实中体型不够完美者，只要掌握好穿着搭配，给人一种视觉差的造型艺术，就可以起到扬长避短的作用。

身材高挑、胖瘦适中的体型是比较好的体型，对服装款式选择的范围较大，着装时应更多考虑的是服装与肤色、气质、身份、场合等协调。

体型较胖者，宜穿竖条纹或深颜色的服装，这样可以使人产生延伸感和收拢的效果，看上去体型有所改变，增加高度和健美。另外，穿单一颜色的衣裤也可使身体显得高些。

体型较瘦者，宜穿横条纹或浅颜色的服装，上衣可适当加长，配以圆领或宽大蓬松的袖子，宽松的裙子等，给人以体型丰满的效果。

> **知识链接**
>
> 身高较矮者，不宜穿大花图案或宽格条纹的服装，最好选用浅色套装，上衣应略短些，使腿比上身突出，给人高大的效果。
>
> 脖子短粗者，应穿无领、敞领、低领口或 V 字领上装。
>
> 臀部肥大者，宜穿稍长的上衣遮盖臀部，选用深色西装裤或西装裙，避免穿浅色并带光泽的裤或裙，以免突出臀部。
>
> 胸部瘦小者，宜穿水平条纹的上衣，开细长缝的领口，并在胸部多装饰些波浪或荷叶边，造成较丰满的效果。

（3）与肤色相适应：为了达到美的效果，可以用服装的配色来调节自己原本的肤色，也可以通过化妆调节肤色，以求与服装的色彩协调。若能了解自己肤色的特点，并适度地加以调节，将有助于提高穿衣配色的整体美。

肤色较白：不宜穿冷色调的服装，否则会越加突出脸色的苍白。可以选用蓝、黄、浅橙黄、淡玫瑰色、浅绿色一类的浅色调衣服。穿红色衣服可使面部变得红润。另外，也可以穿橙色、黑色、紫罗兰色等。

皮肤黝黑：宜穿暖色调的衣服，以白色、浅灰色、浅红色、橙色为主。也可穿纯黑色衣着，以浅杏、浅蓝作为辅助色。黄棕色或黄灰色会显得脸色明亮，若穿绿灰色的衣服，脸色会显得红润一些。不宜与湖蓝色、深紫色、青色、褐色搭配。

肤色偏黄：要避免穿亮度大的蓝、紫服装，而暖色、淡色则较合适，也可穿白底小红花或白底小红格的衣服，这样会使面部肤色更富有色彩。

（4）与职业相适应：不同的职业有不同的要求，这点非常重要。如护士要求着秀雅大方、清淡含蓄的护士服，以体现护士的美丽端庄、稳重大方。

知识链接

职场着正装的"三个三"原则

三色原则。职场中人在公务场合穿着正装,必须遵循"三色原则",即全身服装的颜色不得超过三种颜色。如果多于三种颜色,则每多出一种,就多出一分俗气,颜色越多则越俗。

"三一定律"。这是指职场中人如果着正装必须使三个部位的颜色保持一致,在职场礼仪中称为"三一定律"。具体要求是,职场男士身着西服正装时的皮鞋、皮带、皮包应基本一色;职场女士的"三一定律"指:皮鞋、皮包、皮带及下身所穿着的裙裤及袜子的颜色应当一致或相近。这样穿着,显得庄重大方得体。

三大禁忌。一是职场男士西服套装左袖商标不拆者是俗气的标志。二是职场中人最好不要穿尼龙丝袜,而应当穿高档一些的棉袜子,以免产生异味。三是职场人士不要穿白色袜子,尤其是职场男性着西服正装并穿黑皮鞋时,如果再穿一双白袜子那可就真是俗不可耐了。

(二)着装的注意事项

1. 文明着装 着装要文明大方,符合社会的传统道德及文化习俗。如正式场合不要穿短裤、背心、超短裙、紧身裤、过分透薄的服装以及拖鞋等。女士旗袍开衩不可太高,以膝上 1~2 寸为宜。服装上不应有不文明的文字或图案。

2. 合理搭配 服装是否协调,关键看搭配。衣服的色彩、款式、装饰等都应恰如其分。如忌西装配旅游鞋,忌花上衣配花下衣,忌细高跟鞋配牛仔裤,忌袜口露于裙摆裤脚之下。

3. 注重细节 参加社交场合,男士进入室内应摘帽、脱掉大衣、风衣、手套等,一般忌戴墨镜;穿中山装要扣好领口、领钩、裤扣;注意修饰上衣领边、肩头和袖口等处,不要使内衣外现。女士的纱手套、纱面罩、帽子、披肩、短外套等作为礼服的一部分一般允许室内穿戴。文胸肩带和衬裙底边露出,是女性着装的大忌。

想一想

2001 年,某艺人为杂志拍摄了一组照片。有张照片的服装图案酷似日本军旗,引起了很大争议及强烈谴责,很多人认为该艺人不爱国。在舆论的压力下,该艺人为此事发表了公开声明,并在媒体上公开道歉。同时,"日本军旗装事件"直接参与者、杂志总策划引咎辞职。

二、护士工作着装

(一)护士帽的佩戴要求

1. 燕帽 燕帽是护士职业的象征,凝集了护士全部的信念和骄傲,是一种职业的荣誉,更是一份职业的责任。①短发应头发自然后梳,两鬓头发放于耳后,不可散于面颊,需要时,可用小发卡固定;②长发应将头发盘于枕后,用发卡或头花固定,也可直接戴网套(图2-3)。发卡、头花和网套应以素雅大方为宜。燕帽应平整无折且能挺立,前缘距发际4~5cm戴正、戴稳,帽后用白色或黑色发卡固定,不可在帽前固定。

2. 圆筒帽 手术室、传染科及特殊科室的护士,为满足无菌技术操作和保护性隔离的需要,工作时佩戴圆筒帽。戴圆筒帽时帽缝要放在后面,边缘要平整。戴帽前应整理好发型,短发可直接佩戴,长发可用小发卡或网套盘起后再佩戴。帽子应前达眉睫,后遮发际,要求头发全部遮在帽子里面(图2-4、图2-5)。

在300张以上床位的医院设立护理部,护理人员分为护理部主任、副主任、总护士长、科护士长和护士;300张床以下的医院不设护理部,护理人员分为总护士长、科护士长和护士。区分的标志是:科护士长1条(图2-6);总护士长有2条(图2-7);护理部主任或副主任的燕帽上有3条蓝杠(图2-8)。一般护理人员没有。

(二)护士服的着装要求

1. 上班穿着 护士在工作岗位上必须穿护士服,这是护理职业的基本要求。护士身着统一的护士服,不仅是对患者的尊重,便于服务对象辨认,同时也可以使护士产生自豪感和责任感,有利于护士为服务对象提供优质服务。

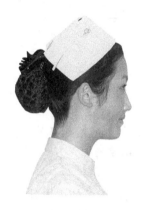

图2-3 燕帽(侧面观)

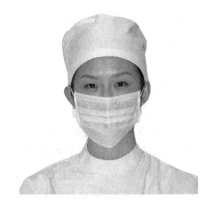

图2-4 筒帽(正面观)

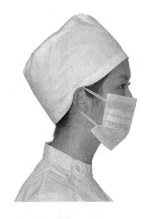

图2-5 筒帽(侧面观)

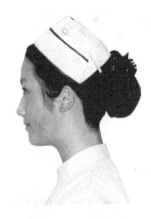

图2-6 一条杠燕帽

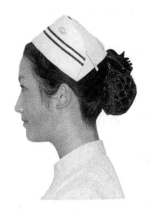

图 2-7　两条杠燕帽

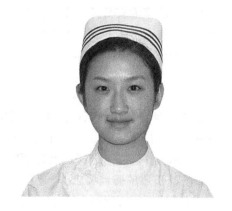

图 2-8　三条杠燕帽

2. 具体要求　护士服是护士职业美的象征,体现护士端庄、大方、秀慧、温文尔雅和对人的生命负责的气质和风度。护士服不仅要穿着舒服、便于操作、易于洗涤消毒,还要表现出护士的形体美。临床护士服有连衣裙装及分体式两种。

(1)穿着护士服应型号适宜,以衣长刚好过膝,袖长刚好至腕为宜,且清洁、平整、无缺扣,同时注意与其他服饰的统一。领扣、袖扣要扣齐,兜内不宜装太多东西,以免显出邋遢之态。腰部用腰带调整,宽松适度。腰带不可扭曲,扣子要扣好。下身可配肉色长筒丝袜或长工作裤。

(2)护士服内不宜穿过于臃肿、肥大的衣服,不宜着帽衫,内衣颜色宜浅。夏季服装若过于通透,可在内穿着浅色衬裙,注意内裙摆不应超过护士服下缘。内衣领、袖等不可外露。

(3)护士服有冬夏两款,当季节变换时应及时更换,不宜冬衣夏穿或夏衣冬穿。

知识链接

　　由于以白色为主基调的护士服装不能够满足人的视觉需求,所以现在各大医院的护士服在白色基础上增加了淡蓝色、淡粉色、淡绿色、淡紫色等,款式也在经典样式基础上不断翻新变革。这些不同色彩和款式的护士服并不影响医院规范化的管理,而且更能符合服务对象的心理特点。在某种情况下,还起到了色彩语言的治疗作用。如产科和儿科护士可穿粉红色,象征着温暖、和谐;手术室、ICU、急诊宜着绿色,可以减轻病人的恐惧心理,同时也代表了生命力的强盛不衰;白色是纯洁的象征,一般病房里都是白色的护士服。

3. 佩戴工作牌　护士着护士服时,应同时佩戴表明其姓名、职称、职务的工作牌,这可以促使护理人员更积极、主动地为服务对象服务,认真约束自己的言行,同时,也便于服务对象辨认、询问和监督。佩戴时要求正面向外,别在胸前兜上。胸卡表面要保持干净,避免药液水迹沾染。胸卡上不可吊坠或粘贴它物。

4. 特殊类型工作服

(1)手术服:手术服只适用于手术室内,分手术洗手衣、裤和手术外衣两部分。因手术操作的无菌要求,手术服应是无菌的。目前医院使用的手术外衣又分一次性和非一次性的。一次性手术衣多为有特殊感染的患者及应急情况下使用,常在使用后按一次性应用垃圾焚烧处理。非一次性手术衣高压消毒灭菌后可反复使用。

(2)隔离服:隔离服常在护理传染病患者时使用,款式为中长大衣后开背系带式,袖口为松紧或条带式。

(3)防护服:为特殊隔离衣,主要用于护理经空气传播及接触性传播的特殊传染病,如SARS。这种服装为衣帽连体式,不透空气,可阻止任何病毒通过。在二级防护时须佩戴特质的医用防护口罩、防护眼镜、鞋套手套等。

手术服、隔离服、防护服及配套防护用品的穿脱有着严格的流程和要求。

(三)口罩的佩戴要求

护士在进行无菌操作与防护传染病时,必须戴口罩。口罩的高低松紧要适宜,应完全遮住口鼻。口罩要经常清洗更换。临时取下口罩时,应将清洁的一面向里折好,放在干净的口袋里,以备下次再用。不应将口罩戴到鼻孔下面、扯到颌下或吊在耳朵上面。在一般情况下与人讲话要注意摘下,长时间戴着口罩与人讲话会让人觉得不礼貌。

(四)鞋袜的穿着要求

工作时应穿白色低跟、软底防滑、大小合适的护士鞋,这样行走时既可以防止发出声响、保持速度,又可以使脚部舒适、减轻疲劳。反之,如果穿着高跟鞋、硬底鞋行走时容易疲劳,也会影响病人休息。工作鞋应经常刷洗,保持洁白干净。无论下身配穿工作裤或工作裙,袜子均以肉色为宜。穿工作裙服时,长袜口不宜露在裙摆外。

(五)配饰的佩戴要求

护士上岗时,不能佩戴饰物,如戒指、耳环等,其目的是方便工作,避免误伤病人及交叉感染,同时也是护理人员端庄大方的仪表美的要求。可酌情佩戴护士表。

讨论与思考

1. 作为中职生谈谈你对学生仪表礼仪的理解。
2. 谈谈得体的仪容礼仪包括哪些方面。
3. 护士在岗时着装应注意什么?
4. 护士在与病人的沟通交流中如何恰当地运用表情?

(丁静峰)

第 **3** 章

护士仪态礼仪

学习要点

护士的仪态礼仪要求

案例分析：

护士小王身高174cm，原来和同伴在一起总是弯腰驼背以免高于他人，走路时膝关节又开呈内"8"字，工作后在病区内经常受到旁人的指点，认为她有失护士礼仪。小王为此十分苦恼，也很自卑。

分析：如何帮助小王呢？

仪态是一个人精神面貌的外观体现，是人的体与形、静与动的结合，更是人的形象的具体展示。护士的仪态礼仪是指护理活动中的护士姿势、动作和界域，是护士礼仪的重要组成部分。护士的仪态礼仪，作为护士的一种无声语言（或称为肢体语言，体态语言），通过传递一定的信息，成为护理活动中的重要沟通方式之一。

第一节 护 士 仪 态

重点提示

护士仪态规范。

一、站 姿

站姿是指站立的姿态，又称立姿或站相，是其他一切姿态的基础。俗话说"站有站相"。就实际而言，由于男女性别的差异，因而对其站姿又有一些不尽相同的要求。男子要求稳健，女子要求优美。

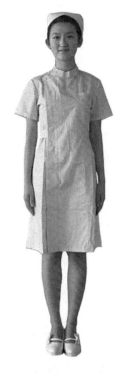

图 3-1　护士基本站姿

（一）基本站姿

1. 基本要求　①头正，下颌微收，双目平视前方，面带微笑，表情自然平和；②双肩放松，稍往下压，使人体有向上的感觉；③躯干挺直，做到挺胸、收腹、立腰、提臀；④两臂自然下垂；⑤双腿直立，保持身体的稳定（图 3-1）。

2. 女士站姿　女士站姿除了基本站姿要求外，可以右手微握左手，以不露出左手的四指指尖为度，自然曲臂放于腹部。膝盖并拢，双脚呈"V"字形（两脚后跟相触，足尖分开呈"V"字形，间距 10～15cm，足尖向前）或"丁"字形（一脚处于侧位，将足跟紧贴另一足内侧足弓部，两足相互垂直呈"丁"字形）。这种站姿看上去十分优雅，体现了女性轻盈、典雅、娴静的韵味，给人一种天使的静态之美。

3. 男士站姿　男士站姿除了基本站姿要求外，通常可采取双手相握、叠放于腹前的前腹式站姿；或将双手背于身后，两手相握的后背式站姿，双足平行，与肩同宽。这种站姿体现了男性刚毅、潇洒、豪气、英武的风采，给人一种阳刚之美。

（二）禁忌站姿

1. 身体欠端正　站立时，身体轴线不直，重心偏移，仰头抬颌，耸肩驼背，挺腹屈膝，双肩高低不一，双手插于口袋或抱于胸前。

2. 自由随意　站立时，双手不停摆弄衣服，或随意触摸脸部、耳朵、头发等，两腿随意抖动，足尖在地上乱点乱划，无精打采、自由散漫。

（三）站姿训练

训练时可背靠墙或背靠背站立。身体直立，紧靠墙壁站好，使后脑、肩部、臀部、足跟均能贴紧墙壁；或学生之间互相练习，两个人背靠背站立，使后脑、肩部、臀部、足跟均能紧贴对方。

二、坐　姿

坐姿，即人落座后身体所呈现的一种静态的姿势。优雅的坐姿传递着自信、友好、热情的信息，同时也显示出高雅庄重的良好风范。

（一）就座要求

就座即入座、落座，这一过程是一系列的动作所构成的，需要规范、自然、优美的动态行为来完成。

1. 入座顺序　与他人一起入座时，一定要讲究先后顺序，礼让尊长。先让尊者或长者入座；平辈、同事或亲朋好友之间可同时入座。抢先入座是失礼又失态的表现。

2. 左进左出　就座时通常从座位的左侧入座，从左侧离座。即简称"左进左出"。

3. 正确落座　就座时应背对座位，可一腿向后撤半步，使小腿轻触座位边缘，轻轻坐下。

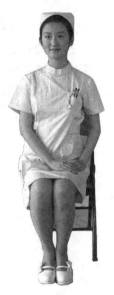

图 3-2　女护士基本坐姿

女性着裙装入座时,应用双手或单手抚平裙摆后再落座。

4. 落座无声 无论是正常落座,还是移动座位、调整坐姿等,都应轻起轻坐,不慌不忙,悄然无声,端庄就坐,体现出一定的修养。

(二) 基本坐姿

头端正,眼睛平视前方,双肩放松,上身挺直;上身与大腿,大腿与小腿均呈 90°;臀部只坐座位的前 1/2~2/3 位置,避免身体倚靠在座位的靠背上。女士膝盖并拢,双手掌心向下,叠放于大腿之上;男士可双腿分开同肩宽,双手掌心向下,分别放于两腿近膝部(图 3-2)。

> **知识链接**
>
> **几种常用坐姿**
>
> 1. 双腿斜放式 适用于穿裙子的女性在较低处就座使用。要求双膝并拢,双足向左或向右斜放,力求使斜放后的腿部与地面呈 45°。
>
> 2. 双足交叉式 男女皆可选用。要求两腿向前略伸出,双膝并拢,双足在踝部交叉。
>
> 3. 双足内收式 女性适用。要求两小腿后屈,足尖着地,双膝并拢。
>
> 4. 前伸后屈式 女性适用的一种优美的坐姿。要求大腿并紧,一条腿向前伸出,另一条腿屈后,双足掌着地,双足前后要保持在同一条直线上。

(三) 离座要求

1. 离座示意 当有其他人在座,自己又需提前离座时,为了表示对他人的尊重,应该用语言或动作示意后,方可起身离座。不要不打招呼突然起身,以免惊扰他人。

2. 尊者先离 离座时要有先后顺序,一般尊者先离座,同事、同学和朋友可同时起身离座。

3. 离座轻缓 轻轻起身,缓慢离座,无声无息。不能猛起猛坐,以免腿部碰到座位发出响声或物品掉落。

4. 立稳左行 起座后先立稳,一般由左侧离开。不要起来就跑,显得不庄重。

(四) 禁忌坐姿

不雅观的坐姿有损护士的形象。因此,在落座后要注意以下问题。

1. 头部及眼神 落座后不可低头注视地面或将头靠于座位靠背上,左顾右盼,摇头晃脑,心神不宁,闭目养神,挤眉弄眼等。

2. 身体 落座后上半身不宜过于前倾后仰或歪向一侧。无论是落座中、落座后、还是起身离座都要伸直腰部。手臂不要乱动,不要有如触摸头面部、挖鼻孔、掏耳屎、剪指甲、玩弄手指、捶打膝盖、双手夹在两膝之间等不文雅的小动作。

3. 下肢 坐定后,男士两腿分开不要过大,以免显得太不可一世。女士双膝不宜分开。男女均不宜高翘"二郎腿"或反复抖动双腿。久坐后不宜单或双腿盘坐在座位上。不宜向上勾足尖,使对方看到鞋底。足尖不宜抬高或指向他人,更不能脱鞋、脱袜。

三、走 姿

走姿即行姿,指人在行走过程中所呈现的姿势、体态。对走姿的要求是"行如风",即走起路来像风一样轻盈。

（一）基本走姿

走路的姿势应当是头部端正，下颌不宜抬得过高，两眼平视前方，表情自然，上身挺直，挺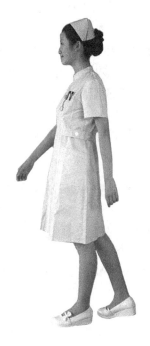胸收腹、上身不动、两肩不摇，两臂在身体两侧自然摆动，掌心向内，手指自然弯曲，步幅均匀，足尖向前，直线行进。女士步态要自如、均匀、轻盈，显示女性庄重文雅的淑女之美。男士步态应稳健有力，显示出男性刚强、雄健、英武、豪迈的阳刚之美（图 3-3）。

抢救患者时应以"行"代"跑"。快步行走时要保持上身平稳、步态自然、步履轻快有序，步幅减小，快而不慌、忙而不乱，稳健从容。

（二）禁忌走姿

1. 行走不端，身体不直，弯腰驼背，颈部前伸，头歪肩斜，含胸挺腹，扭腰摆臀，双手插兜，左顾右盼。

2. 八字步或步态不稳，迈步落脚太重，声音过大，或两腿用力不均，落脚声响高低不一，或行走晃来晃去，快、慢不均。

（三）走姿训练

护士规范的走姿应精神饱满、轻盈敏捷、步幅适中、步位直平、节奏均匀。同学可面对镜子练习。

图 3-3 护士基本走姿

1. 基本步态训练 头顶一本书按正确走姿进行规范训练。此练习主要是训练脊背与脖颈的挺直。

2. 走直线训练 为使走姿更加优美，特别是对习惯于内八字或外八字步行走的同学，进行修正步位，可从 5cm 的宽线带行走，逐步改成 3cm、1cm 的宽线带行走。

3. 行走引导训练 当护士边行走边引导患者入病区时，应将手臂抬起手掌向上，五指并拢，伸出手臂，以肘部为轴心，指向所引导或介绍的目标，以示欢迎、真挚、热情接待之意。行走时应采用上身稍转向患者的侧前方行姿，边走边介绍环境。上、下楼梯时引导者应先行在前，并且从右侧上右侧下。引导进出电梯时，如电梯有管理人员，应先出后进，进入无管理人员的电梯时，应先进后出。

四、蹲　姿

蹲姿是身体下蹲的姿势，是一种静态下的特殊体位，常用于捡拾物品或整理下层物品等。护士下蹲要求优美、典雅。

（一）基本蹲姿

两足一只在前，一只在后，分开约半步，双腿并拢紧靠，屈膝蹲下。前面一只足全足掌着地，小腿基本垂直地面；后面一只足后跟抬起，前足掌着地，形成腿部一高一低姿态。臀部向下，上身不宜过度前倾。若女性身着裙装，在蹲下去之前应先将裙摆整理妥当（图 3-4）。

（二）禁忌蹲姿

下蹲时应注意避免以下几点：

1. 突然下蹲 需要下蹲时，速度不宜过快，否则动作不稳或影响他人。

2. 动作不雅　下蹲时双腿分开,像上洗手间,故称"洗手间姿势",很不文雅。或者下蹲时弯上身、翘臀部,特别是女士着短裙时,容易走光。

3. 方位失当　在他人身边下蹲时,最好是和他人侧身相向。正面面对他人或背部面对他人下蹲,通常都是不礼貌的。

五、护理工作中常见的仪态礼仪

(一)持治疗盘

双手托住盘底两侧边缘中部,拇指不可放进盘内,两上臂靠近身体,两肘部靠紧腰部,上臂与前臂呈 90°,双手平端盘同腰高。行进中盘的边缘不可触及工作服。持盘开门时可用肩部或臂部打开,不可用脚踢门(图 3-5)。

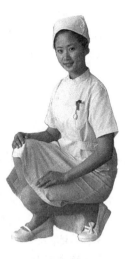

图 3-4　护士蹲姿

(二)持病历夹行走姿态

握住病历夹一侧中部,放在前臂内侧,持物的手靠在腰部,病历夹上缘微收,手臂自然下垂以肩关节为轴,前后自然摆动(图 3-6)。

(三)推治疗车

治疗车一般三面有护栏,无护栏的一面一般设有两个抽屉。护士位于无护栏的一侧,两手扶车把,两臂均匀用力,保持上身平直,速度均匀(图 3-7)。行进中随时观察车内物品,防止物品碰撞发出响声。入室前,将车停稳,用手轻轻开门,不可用车或用足踢开门,入室后立即关好门,推车至病床。

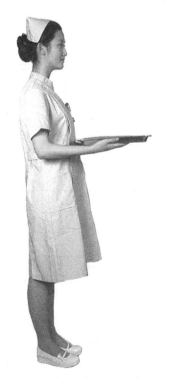

图 3-5　护士持治疗盘

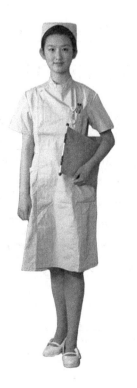

图 3-6　护士持病历夹

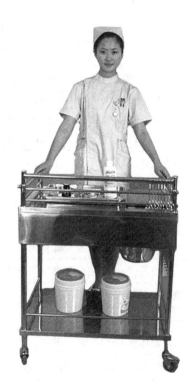

图 3-7　护士推治疗车

总之,护士规范、优美的仪态,应从日常生活和专业技能素质方面进行正规、科学的训练,真正体现站姿挺拔、坐姿优雅、走姿潇洒;体现护理操作节力、协调、敏捷的职业美;体现护理操作轻柔、关爱、体贴、解除病痛的天使美。

第二节 护士仪态礼仪训练

【训练目的】

熟练掌握护士的仪态礼仪。

【训练准备】

1. 场地准备 形体训练室,环境宽敞、明亮,配有大型镜面。

2. 物品准备 折叠椅、治疗盘、病历夹、治疗车、书本等。

3. 学生准备 着护士服,仪表端庄。

【训练内容】

站姿、坐姿、走姿、蹲姿;持病历夹、端治疗盘、推治疗车。

【训练方法】

以学习小组为单位。教师先对训练内容进行详细讲解和示范,学生分组练习,教师巡回指导。

【训练评价】

学生训练结束后以小组为单位,设置护理工作情境,展示各项训练内容。教师根据考核表(表3-1)打分,对学生各方面表现进行评价。

表3-1 护士仪态礼仪考核表

评 分 标 准	分值	得分
1. 行走、站立姿势端正,目光平视,上身挺直收腹,两肩水平,两臂前后摆动自然,两腿靠拢,步态敏捷轻盈,优美大方,精力充沛。	10	
2. 坐下时双手或单手整理衣裙,坐姿端正自然,臀部占椅面的1/2到2/3,两膝靠拢,双手自然放于腿上,勿过度暴露,入座、起立动作轻稳。	10	
3. 蹲下拾物,以节力美观为原则,上身直立,双脚前后分开,屈膝蹲下,一手扶裙,一手拾物,衣裙勿触地,勿过度暴露。	10	
4. 端治疗盘,双肘靠近躯干,前臂与上臂成90°,双手置于治疗盘边缘两侧,治疗盘距离胸部一拳距离,手指不触及治疗盘内面,端盘平稳,行走自如。	10	
5. 推车行走平稳自然,姿势优雅美观,动作轻盈敏捷,慢步轻走,避免声音过响。	10	
6. 持病历夹,行走时将病历夹放在身体一侧,动作自然优美。	10	
7. 服装鞋帽整洁,妆容自然大方。	10	
8. 表情自然,气质优雅,彬彬有礼。	10	
9. 表演动作整齐优美、轻稳敏捷,自然大方,不过度暴露。	10	
10. 各项操作编排连贯,情境设置恰当,表演效果好。	10	

讨论与思考

1. 通过仪态礼仪的学习和训练,你的举止有哪些变化?
2. 护理工作岗位对护士的仪态有哪些要求?

（丁静峰）

第4章

护士交际礼仪

学习要点

1. 称谓、介绍、迎送礼仪的原则
2. 电话礼仪的要求
3. 面试的礼仪要求
4. 乘车礼仪的注意事项

🏥 案例分析

一位新入院患者刚来到护士站与值班护士有如下对话。患者:"护士我住院。"护士:"什么病?"患者:"低热待查。"护士:"叫什么名字?(护士头也不抬,开始填写表格)年龄,职业……""住4床吧,往前走就是。"患者自己去了病室,闷闷不乐地躺在床上。随后护士拿着病号服来到病房:"4床把衣服换上,一会儿大夫来给你检查,等会吧。"

分析:

1. 如果你是值班护士,你会怎样做?
2. 指出该护士礼仪的欠缺之处。
3. 假如你是患者,你对这名护士的第一印象如何? 为什么?

交际礼仪指人们在社交场合中形成,并被大多数人认同的交往准则和规范。护理工作的对象是人,护士在工作中不可避免地要与各种各样的人交往,护士学习必要的交际礼仪知识,有助于护理人员的社会交往,也有助于在护理工作中建立良好的人际关系。

第一节 见面礼仪

见面是交往的开始,见面礼仪给对方留下的印象好坏,对交往的成功起着重要的作用。礼貌的称谓,得体的介绍,适时的迎送都能对以后的交往产生积极的影响。

重点提示

①称谓礼仪;②介绍礼仪;③迎送礼仪。

一、称 谓 礼 仪

称谓是人们在日常交往应酬中彼此之间的称呼语。它是沟通人际关系的第一座桥梁,也是交往成功的一个重要因素。在人际交往中选择正确、适当的称谓,可以反映出自身的修养,尊敬对方的程度,甚至还体现着双方关系发展所达到的程度和社会风尚。

(一)称谓的原则

在日常的交往中,每个人对别人怎样称呼自己都非常敏感,一种礼貌、自然、友好的称谓,能很快建立、保持、改善人际关系。交际双方产生心理相容,交际就会变得通畅顺利。

1. 礼貌原则　这是人际交往的基本原则之一。每个人都希望被他人尊重,合乎礼仪的称谓,正是表达对他人尊重和表现自己礼貌修养的一种方式。交际时,称呼对方要用尊称,如您好、您请、贵姓、李老、高寿等。

2. 尊崇原则　中国人自古就有从大、从老、从高的心态。对同龄人来说,可称呼对方为哥、姐;对相当父辈的人,可称"伯伯、叔叔";对副职管理者,可以免称"副"字。但随着西方文化的介入,中国传统的从大、从老的习惯也在发生着潜移默化的改变,如人们对自己的年龄已不再认为越"老"越值得骄傲了。

3. 适度原则　根据交际对象、场合、双方关系等选择适当的称谓也是称谓礼仪的一个重要原则。如对行业工人称师傅是恰如其分的,但对医师、教师、军人、商人、干部称师傅就不合适了,而应分别以职业或职衔等给予恰当的称呼。在人多的场合,还要注意亲疏远近和主次关系,一般先长后幼、先高后低、先女后男、先亲后疏。

(二)称谓的方式

称谓在不同的国家,甚至同一国家不同民族,不同区域也存在区别;只有了解国界、民族和区域的界限,才能根据交往对象选择适合的称谓。

1. 国际通用的称谓

(1)通称:国际上不论长幼,通常称成年男子为先生,对已婚女子称夫人、太太或女士;对未婚女子称小姐;对不了解婚姻状况的女子也可泛称小姐或女士。在西方,女士们普遍喜欢用比自己实际年龄小的称谓。

(2)职衔称:①对官方人士,一般称阁下;②对有明确职衔者,可单独称其职务、职称或学位;③对军界人士,一般称其军(警)衔或军(警)衔加先生;④对神职人员,可称呼其神职,或姓名加神职,如×××牧师。

(3)习惯称:对来自君主国家的贵宾,则按其国内的习惯称呼,如×××国王(王后)、亲王殿下;对有爵位称号的,或称其爵位。对有同志称习惯的国家,可以称姓名加同志。

2. 国内常用的称谓

(1)通称:过去我国在彼此称谓中不分交往人的年龄、性别、职业、职务等,一概通称"同志";改革开放后渐渐少用,而代之以"先生"、"小姐"、"女士"等国际通用的称谓。另外,在校学生、现役官兵则互称为同学、战友等。

(2) 敬称:交往中为体现对他人的尊重和自己的修养,在称呼对方时,常用您、尊、贵、令、兄等词,以表明说话人的谦恭和客气。如贵院、令尊(对方父亲)等。

(3) 谦称:在敬称对方的同时,中国人讲究谦虚地称谓自己和家人。如称己方为"愚方";称自己的住处为"寒舍";称自己的长辈、年长的家人,常冠以"家"字,如称父亲为家父;称比自己辈分低的、年龄小的家人,则冠以"舍"、"犬"、"小"字,如舍弟、舍侄、小女等。

(4) 职业称:在与一些职业特征比较明显的对象交往时,为了表示对对方职业和劳动技能的尊重,通常称其姓氏后加职业。如"李医师"、"江老师"等。

(5) 职衔称:对国家干部或有明确职衔的人士,通常都用职衔称。如于处长、赵经理等。

(6) 姓氏称:这是我国在称谓方面与国际惯用称谓的又一不同点。根据对方年龄、身份等称之"老张"、"周老"、"小李"等。

(7) 亲属称:在与非亲属人士交往中,有时以对方亲属称谓称之,如"李奶奶"、"张哥"等,能给人以亲切、热情、敬重之感,尤其是在非正式场合的民间交往中,能使人感到亲切,使心与心的距离缩短。这种称谓还常常反映出人们之间的亲密程度。

护理人员在工作中,应参照上述国际、国内惯例,礼貌地称谓护理对象。如尊称患者为"×××王子殿下"、"×××律师"、"张老"、"王先生"、"大妈"、"小朋友"等。

(三) 称谓的避讳

在人际交往中,使用称谓时,一定要避免出现以下几种错误。

1. 使用错误的称谓 ①误读,一般表现为念错被称呼者的姓氏,如"查"(zha)、"单"(shan)"区"(ou)等常被误读为其他音;②误会,主要指对被称呼者的年纪、辈分、婚否以及与其他人的关系做出了错误的判断,如将未婚女子称为"夫人"等。

2. 使用失礼的称谓 有些称谓在特定的场合使用可能是亲切的、自然的,但在另一些场合则被认为是无礼的或令人不快的。如:①小名,又称乳名,在公共场所、正式场合称他人的小名,是对他人的不尊重;②昵称,是一种亲热的称呼,只限于特定场合或特定时间,在正式场合不宜使用;③绰号,是个人本名以外别人根据其某个特征另起的名字,大都含有亲昵或憎恶、敬畏、调谑、嘲讽的意味;④蔑称,是蔑视交往对象的一种称谓,如"土包子"、"洋鬼子"等都是非常失礼的称谓,极易伤害交往对象,应绝对禁止使用。

在医院里,一些医护人员习惯以病床号称谓患者,如"5床,吃药了"、"26床,量体温"等。这种称谓会让患者感觉人格受到了轻视,甚至如同囚犯,这对患者来说,是极不礼貌、极不尊重的,也是在临床工作中需要忌讳的。

二、介 绍 礼 仪

在社会活动中,经常要结识一些新的交往对象,这就离不开自我介绍、为他人介绍等。无论哪种介绍,都必须遵守一定的礼仪规范。

(一) 介绍的礼仪要求

1. 介绍的顺序 在介绍过程中,先提到某人的名字是对某人的尊重,即为尊者,而后一个人则是被介绍对象。介绍中要遵守"尊者优先"这一国际公认的规则。根据这一规则,介绍的顺序如下。

(1) 将男士介绍给女士:如"夏小姐,我来给你介绍一下,这位是唐先生"。但如果男士为尊者或长者时,则应将女士介绍给位尊的、年长的男士。

(2)将年轻者介绍给年长者:在同性别的两人中,年轻者应该被介绍给年长者,如"王叔叔,这是我的同事刘玲"。

(3)将身份低者介绍给身份高者:如"宋局长,这位是我的同学李珊"。

2. 被介绍者的应对 除长者、尊者可就座微笑或略欠身致意外,一般均应起立,微笑致意并伴有"认识你很高兴"之类的话语。在宴会桌、会议桌前也可不起立,被介绍者只需略欠身微笑、点头有所表示即可。

(二)介绍的方式

介绍的方式按场合的不同划分,有正式和非正式介绍;按介绍者的不同划分,有自我介绍和他人介绍;按被介绍者的地位、层此不同划分,有重点介绍和一般介绍;无论哪种介绍都应符合礼仪规范。

1. 自我介绍 是在必要的社交场合,将自己介绍给其他人,以使对方认识自己。自我介绍的形式有如下几种。

(1)应酬式:适用于一般性的社交场合。往往只介绍姓名,如"您好! 我叫范红。"

(2)工作式:主要用于工作中。介绍内容包括本人姓名、工作单位、担负的职务或从事的具体工作三项。这三项内容又称为工作式自我介绍"三要素"。"您好,我叫肖宁,我是您的责任护士,您有什么需要可以随时叫我。"

(3)交流式:适用于需要进一步沟通时。介绍内容包括姓名、工作、籍贯、学历、兴趣、与交往对象的某些熟人关系等。如"您好,我叫田艳,现在××医院工作,我是××医科大学06届的毕业生,听说咱们是校友!"

(4)礼仪式:适用于一些正规而隆重的场合,如讲座、报告、演出、庆典仪式等。它是一种意在表示对交往对象敬意、友好的自我介绍。介绍的内容除了姓名、单位、职务外,还应增加一些适宜的谦语、敬语,以示自己礼待交往对象。如"各位来宾,大家好! 我是天山卫校的校长朱雅丽,我代表全校师生员工热烈欢迎大家光临我校建校60周年庆典活动! 谢谢各位的支持。"

(5)问答式:适用于应试、应聘和公务交往场合。

2. 他人介绍 经第三方为彼此不相识的双方引见、介绍的一种方式。第三方介绍通常都是双向的,即将被介绍双方均作一番介绍。有时,也可进行单向的介绍,即只将被介绍人一方介绍给另一方。其前提是前者了解后者,而后者不了解前者。根据实际需要的不同,为他人作介绍时的内容、方式也会有所不同。通常有以下几种形式。

(1)标准式:适用于正式场合。内容以双方的姓名、单位、职务为主。如"我来给两位介绍一下,这位是××医院护理部王主任,这位是××卫校主管教学的冯校长。"

(2)简介式:适用于一般的社交场合。内容往往只有双方姓名一项,甚至只提到双方姓氏。如"我来介绍一下,这位是老刘,这位是小邓,你们认识一下吧。"

(3)强调式:适用于各种社交场合。其内容除被介绍者的姓名外,往往还会刻意强调一下其中某位被介绍者与介绍者之间的特殊关系,以便引起另一位被介绍者的重视。如:"丁老师,这位是许情,是我的侄女,将在您的班上学习,请您对她严格要求,多多关照。"

(4)引见式:适用于普通的社交场合。作这种介绍时,介绍者所要做的,只是将被介绍者引导到一起,而不需要表达任何具有实质性的内容。如"两位认识一下如何? 大家其实都是同行,只不过以前不认识,现在请你们自报家门吧!"

(5)推荐式:适用于比较正规的场合,多是介绍者有备而来,有意要将甲举荐给乙,因此在内容方面,通常会对甲的优点加以重点介绍。如"石总经理,这位是钱先生,钱先生是一位管理方面的专业人士,对企业管理很有研究,在业内享有较高的声誉。石总,认识一下吧?"

3. 用名片介绍 现代的名片是一种经过设计,能表示自己身份、便于交往和执行任务的卡片,是当代社会人际交往中一种最经济实用的介绍性媒介。

(1)递交名片的礼仪:递交名片时,应郑重其事,最好是起身站立,走上前去,用双手或右手持名片,将名片正面朝向对方,上身呈15°鞠躬状递给对方。双方交换名片时,正确的做法是,位卑者首先把名片递给位尊者,将名片递给对方时,口头上最好有所表示,可以说:"请多多关照","以后保持联系"等。交换名片时注意不可用左手递交名片,不可将名片举得高于胸部,不可以用手指提夹着名片给人。

(2)接受名片的礼仪:当他人表示要递名片给自己或交换名片时,应立即停止手中所做的一切事情,起身站立,面带微笑,目视对方,双手或右手接过名片。同时,应口头道谢,或重复对方说过的谦辞、敬语,不可一言不发。接过名片后要从头至尾认真看一遍,若有疑问,则可当场向对方请教,此举意在表示重视对方。若接过他人名片后看也不看,或弃之桌上,或马上装进口袋,或拿在手里折叠,都是失礼的行为。若需当场将自己的名片递过去时,最好在收好对方的名片后再递,不要一来一往同时进行。

(3)索要名片的礼仪:需要向对方索取名片时,可采用下列方法,主动递上自己的名片,并说"我们可以交换一下名片吗?"询问对方,"以后怎样与您联系?"如果没有必要,最好不要强索他人名片。当他人索取你的名片,而你又不想给对方时,应以委婉的方式拒绝,可以说:"对不起,我忘了带名片",或者说"抱歉,我的名片用完了"等。

(三)介绍后的礼节

刚认识的双方要互致问候、寒暄,行礼(握手礼、鞠躬礼等)。介绍过后,如有名片则互相交换名片,如属应酬式的介绍则可不必。一般情况下,介绍别人认识后,介绍者不宜抽身便走,特别是男女间相识,应稍停片刻,以引导双方交谈,待他们能够交谈后,再托词离开。

三、迎 送 礼 仪

迎来送往是社会交往活动中不可缺少的重要内容,也是护理工作的实践活动之一。正确地运用迎送礼仪,不仅能体现护士良好的礼仪修养,而且能提高护理服务质量。

(一)迎接礼仪

对远道而来的客人,要做好迎接工作,如接车、接机等。要掌握客人到达的时间,准备好交通工具,提前恭候客人的到来。

一般患者进入病区后,护士要主动迎接患者,尽快把患者领到事先安排好的病房,主动告知患者的主治医师,以热情周到的服务来消除患者的陌生感和恐惧感。

(二)接待礼仪

对来访的客人,无论职务高低、是否熟悉,都应一视同仁,微笑相迎,请客人入座时,应让其上座,端茶要用双手,交谈时,要做到谈吐文雅、举止大方、接待周到。

护士在日常工作中,对往来科室的各种人员,如来诊的患者、来访的友人、检查工作的有关人员等,都需注意起身微笑相迎、礼貌称呼、热情问好、主动让座、细致解答等。

(三)送客礼仪

当客人准备告辞时,要等客人起身后,主人再起身热情相送,并送至门口或楼下。客人辞行时,应与客人握手道别,最后还要表示欢迎客人下次再来。若是在医院里送行患者,则应注意辞别用语,不要使用患者忌讳的语言,如"欢迎常来"等。

第二节 电话礼仪

电话已成为现代人重要的、不可缺少的交际工具之一。在社会交往中,使用电话进行联络工作和沟通感情是很普遍的。虽然电话联系不是面对面的交往,但在电话中同样也能反映出通话人的礼仪修养。因此,在使用电话时务必要自觉地维护自己的"电话形象"。

重点提示

①拨打电话的礼仪;②接听电话礼仪。

一、拨打电话的礼仪

使用电话时,拨打者一方为发话人,通常居于主动、支配的地位。发话人在打电话时,要注意以下几个方面。

1. 时间选择适宜 通话时间的选择最好是双方预约的时间,或是对方方便的时间。除有要事必须立即通告外,不要在他人休息的时间打电话,如7时以前,22时以后和用餐及午休时间。给海外人士打电话,要先了解一下时差,否则会骚扰他人。打公务电话尽量要公事公办,不要在对方私人时间,尤其是节假日去打扰别人。若是有意识地避开对方通话高峰时间、业务繁忙时间、生理厌倦时间,打电话的效果会更好。

2. 通话长度适宜 一般情况下,每一次通话时间应有所控制,以短为佳,宁短勿长。尽量遵守"三分钟原则",即打电话时,发话人应当自觉、有意识地将每次通话的长度限定在3分钟内。

3. 通话内容简练

(1)简明扼要:通话前最好把受话人的姓名、电话号码、通话要点等,一一列清。发话人讲话必须务实,问候完毕,即应开宗明义,直言主题,不讲废话,更不要吞吞吐吐,含糊不清。

(2)适可而止:作为发话人,应自觉控制讲话长度。要讲的话说完后,应当机立断,终止通话。由发话人终止通话,是电话礼仪的惯例,也是发话人的一项义务。使用公用电话,身后有人排队时,一定要自觉主动地尽快终止通话。

4. 表现文明

(1)语言文明:在通话时,注意使用三句"电话基本文明用语"。①首先恭恭敬敬问候一句"您好!",然后再言其他;②问候对方后须自报家门,以便对方明确"来者何人";③在准备终止通话时,应先说一声"再见",使自己待人以礼的形象显得有始有终。

(2)态度文明:发话人除语言要规范外,在态度上也应该温文尔雅。通话时电话突然中断,依礼需由发话人立即再拨,并说明原因。若拨错了电话,应对接听者表示歉意,不要一言不发,挂断了事。

(3)举止文明:打电话时不要把话筒夹在脖子下,抱着电话机随意走动,或是嘴里吃着东西发出声音,或是趴着、仰着、高架双腿与人通话。在公共场所通话时,声音宁小勿大,以免影响他人。

二、接听电话的礼仪

在整个通话过程中,受话人虽然处于被动地位,但也必须遵守一定的礼仪规范。

(一)本人受话时的礼仪

1. 接听及时　在电话礼仪中有一条"铃响不过三"的原则,即接听电话以铃响2次不超过3次拿起电话最为适宜。铃响过久才接的电话,必须在通话前向发话人表示歉意。

2. 应对谦和　拿起话筒后首先问好并自报家门。通话时要态度谦恭友好,通话终止时,向发话人道"再见"。当通话因故中断后,要等候对方再次拨入。

3. 主次分明　在不宜接听电话的时候有人来电话,应向对方说明原因,表示歉意,并另约时间,届时由自己主动打过去。通话时,适逢另一个电话打了进来,切忌置之不理,可先向通话对象说明原因,然后立即去接另一个电话,分清两个电话的轻重缓急,再做妥善处理。

(二)代接电话的礼仪

代接电话的礼仪包括:①礼尚往来;②尊重隐私;③记录准确;④传达及时。

第三节　面试礼仪

面试犹如一道厚实的门,门后就是人们的事业追求,人们只有巧妙地推开它,才能看见后面深藏的风景。因此,只有了解和掌握求职面试礼仪知识这块敲门砖,才是人们能否成功进入这扇门的重点所在。

重点提示

①面试前的准备;②面试中的礼仪;③面试后的礼仪。

一、面试前的准备

作为一名即将毕业的中职护生,要有坚定的政治信念、完善的知识结构、良好的心理、健康的体魄,在激烈的人才竞争中才有可能脱颖而出,被用人单位录用。

(一)做好心理准备

面试前做好充分的心理准备,可缓解面试时的心理压力,有助于面试成功。

准备的内容包括:①了面试时间;②充满自信;③提前熟悉面试环境及程序。

如有可能,找知情人了解面试程序,提前到面试的地点看看以熟悉环境,这样可以缓解面试时的紧张情绪。

(二)保持良好的身体状态

健康的体魄既是体现个人全面发展的一个重要标志,也是顺利完成学习和工作的必备条件。因此,求职者平素就要养成良好的卫生习惯和健康的生活方式,积极参加体育锻炼,保持自身良好的身体素质,从而在面试时给招聘单位一种精力充沛、健康向上的感觉,以便提高被录用的成功率。

(三)培养自身扎实的专业基础

培养自身扎实的专业基础不仅是面试前应注意准备的内容,同时也是护理专业学生在校学习期间应该不断努力的方向。学生在校期间应发奋学习,培养刻苦钻研、精益求精的学术作风,注重技能训练,力求掌握多种实用技能,从而在应聘时给人以较好的专业素质形象。

(四)适当了解招聘单位的情况

"知己知彼,百战百胜"。在求职之前,不但对自己应有一个全面的认识,还要了解招聘单位的一些情况。①有关用人单位的信息,主要包括单位的性质、规模、效益、发展前景、招聘岗位、招聘人数等;②有关用人条件的信息,包括对招聘人员的性别、年龄、学历、阅历、专业、技能、外语等方面的具体要求和限制;③有关用人待遇的信息,包括报酬(工资)、待遇(奖金、补贴、保险等)。

(五)面试时的仪容仪表准备

面试的时间相对短暂,若想在短暂的面试中给招聘者留下良好的第一印象,求职者的仪容仪表则起着非常重要的作用。

1. 着装 总体来讲,面试者服装要合体,讲究搭配,展现出正统而不呆板、活泼而不轻浮的气质。男生应聘时以穿着深色款式稳健的套装西服为宜,配以整洁的白衬衣和对比不强烈的同一色系领带。如天气较热,也可只着衬衣。女士以穿着朴素、得体的裙装或套装为宜。有时,护理专业学生在面试时会被要求着护士服,因此,在穿着时一定要严格遵循护士服的着装要求。

2. 仪容 面试时,男士应保持头发干净、清爽,发型宜简单、朴素。女士要保持端庄、干净的形象,颜面部的修饰要清新、素雅,色彩和线条的运用都要"宁淡勿浓",恰到好处。发型以端庄、简约、典雅为宗旨,避免滥用饰物。

二、面试中的礼仪

在应聘过程中,求职面试是其中极其重要的一个环节,它既是招聘考核的最后一关,也是求职成功与否最具决定性的一关。注意遵循面试中的礼仪,能够更好地帮助求职者抓住面试机会,以较快的速度实现就业理想。

(一)注重仪表举止

面试时,求职者得体的仪表举止、高雅的谈吐,能体现其良好的文化修养、精神面貌、审美情趣和性格特征,有助于在招聘者面前建立良好的第一印象。因此,求职者的举止应遵循自然潇洒、大方得体、文明礼貌、优雅动人的原则。另外,求职者的言谈应遵循礼貌、标准、连贯、简洁的原则。

(二)遵守应试礼仪

1. 遵时守信 遵时守信是一种美德,亦是一个人良好素质和修养的表现。所以,准时出场面试是最基本的礼仪。为防止迟到,求职者最好提前10~20分钟到达面试地点附近,到面试时间时再进入面试考场,这样做一来可以避免迟到,二来可以稍作休息以稳定情绪。

2. 以礼相待 对候试室或面试室门口的接待人员要以礼相待,注意细节,恰当地表达礼貌,多使用"请"、"谢谢"等礼貌用语。

3. 礼貌敲门 即使房门虚掩或处于开放状态,也应轻轻叩击以示请求进入,得到准许后,方可轻轻推门而入,然后转身将门轻轻关好。

4. 主动问好 求职者进入考场应主动向面试官微笑并点头致意,礼貌问候。

5. 行握手礼 与面试官主动打招呼后,有可能面试官会首先伸手行握手礼,求职者应积极相迎,给予礼貌地回握。如果面试官没有主动握手,求职者不宜主动行握手礼。

6. 对方"请坐"时再入座 在面试官还没有请求职者入座的情况下,不要自己主动落座,入座前,应表示感谢,并要特别注意采取正确的坐姿。

7. 自我介绍的礼仪

自我介绍应注意:①面带微笑,彬彬有礼;②主题明确,简明扼要;③语言幽默,轻松自然;④充满自信,举止大方;⑤自尊自爱,恭敬谦和。

(三)面试交谈中的礼仪

招聘护士时,面试官一般是用人单位的护理部主任、护士长等。所以,通过面试时的交谈,可以使面试官感受到求职者的基本素质和业务水平,并由此决定是否录用,因此,遵循面试中的交谈礼仪是非常重要的。

1. 诚恳热情 把自己的自信和热情"写"在脸上,同时表现出对应聘单位工作的诚意。

2. 文雅大方 回答面试官的问题时,要表现出从容镇定、温文尔雅、有问必答、谦虚诚恳。对于在应答时一时答不出的问题,可以从话外题中缓冲一下,同时迅速搜集答案。如果确实找不到答案,先回答自己所了解的,然后坦率承认其中有些问题还没有经过自己的认真思考。在这种时刻,面试官可能关注的并不是问题本身的答案,而是求职者解决问题和应变能力。

3. 仔细倾听 注意倾听是语言沟通中的技巧之一。面试时,当面试官提问或介绍情况时,求职者应仔细聆听对方讲话的内容。求职者应用目光注视面试官,以示专注。还可以通过配合点头或者巧妙地插入简单的话语,赢得面试官的好感。注意不要在面试官讲话时贸然打断,失礼于人。

4. 善于思考 在回答面试官所提出的问题之前,求职者要在自己的脑海里将思绪梳理一下,对自己所说的话稍加思考后再给予回答。当面试官要求你就某个问题发表个人见解时,就更应慎重。

5. 突出重点 回答面试官的问题时要突出重点,对于用人单位感兴趣的话题可以多讲,不感兴趣的地方少讲或不讲;简单的问题边问边答,复杂的问题边思考边回答,使面试官感觉到求职者既反应灵敏又很有思想。

(四)告别礼仪

面试结束后,无论结果如何、有无录用希望,告辞时都应向对方诚挚道谢。这既是礼仪要求,也是体现求职者的真诚和修养的最后机会,这对于最终是否会被录用也起到一定的影响。告别时可以根据具体情况,与面试官行握手告别礼或是行鞠躬礼,并说声谢谢后离开。

三、面试后的礼仪

求职者往往非常注重面试前和面试中的礼仪规范,而对于面试后的礼仪要求往往忽略。一般而言,面试结束后一两天之内,求职者可以向应聘单位发一封致谢函或电话致谢。一方面可以表示求职者的谢意,另一方面也可以重申自己对该工作的渴望和能够胜任该工作的能力,并表示为了该单位的发展会尽其所能。这样的致谢函会使对方加深对求职者的印象,增加其竞争力。

总之,求职过程中遵循相应的礼仪规范,可以帮助求职者增加求职成功的机会,因此,一定要重视和学习相应的求职礼仪规范。

小故事

一大公司招聘职员,很多人面试过后,老总都没有点头。一小伙子进门后,蹲下拾起掉在地上的一张纸,双手放在桌上,把椅子扶正坐好。面试官还没有发问,老总就点头了,因为不用问,他已经给出答案了。

第四节 乘车礼仪

人际往来中免不了使用各种交通工具,以车代步是目前大多数人的选择。乘坐各种车辆时,都有乘车礼仪。遵守交通礼仪不仅表现出个人的礼仪修养风范,也是交通安全的基本保障。

重点提示

①乘公共汽车的礼仪;②乘火车的礼仪;③乘轿车的礼仪。

一、乘公共汽车的礼仪

公共汽车载客流量大,往来频繁,为了保证大家的候车和乘车安全,应自觉维护其正常秩序。有序的乘车环境离不开良好的礼仪规范。

1. 排队上下车　应在规定的界限内排队等待,不允许插队,车到后依序上车,下车时也应依次而下,不可拥挤,并把握先下后上的原则。

2. 购票乘车　凡乘坐使用车票的车辆,都需购票上车。使用公交卡时,要主动刷卡。乘坐无人售票车时,要主动投币。

3. 按顺序就座　不允许抢座、占座,对老、幼、病、残、孕、抱孩子的人应礼让座位。当他人为自己让座时,应立即道谢。

4. 注意安全　上下车时要注意安全,不要起哄、硬挤、推人、拉人。不要在车厢内吸烟,不要将身体伸出窗外。不要在车上与他人发生争执、打斗。

5. 座次尊卑　前座高于后座,右座高于左座,距离前门越近,其座次往往越高。

二、乘火车的礼仪

火车客运量大、速度快、安全系数高,被越来越多的人所喜爱,成为大家远行首选的交通工具。火车旅行更应注意礼仪形象。

1. 安全乘车 乘火车如有行李,要注意不可超重,上车后,行李应稳妥地放在规定的位置,不可放在过道妨碍他人通行。如是禁烟车厢,应自觉的不吸烟。

2. 对号入座 座次的常规为:距离火车头越近的车厢,同一车厢中距离车厢中部的包厢、铺位或座位,其位次便越高。以面对火车行进的方向为上位,而以背对火车行进的方向为下位。卧铺则以下铺高于中铺,中铺高于上铺。在同一排座位之中,以邻窗者为上座,以邻通道者为下座。

3. 保持安静 车厢内保持安静,不能大声喧哗。

4. 进餐 火车上需要赴餐车进餐时,须先定位,待服务员通知后,再赴餐车。

5. 公共设施 使用洗手间、更衣室等公共设施时,必须维持清洁,不能占用过久。

三、乘轿车的礼仪

在轿车上,由专职司机开车时,座位的尊卑顺序依次为后排右、左、中座位,前排副驾驶座位。由主人亲自驾驶轿车时,车上其余座位的尊卑顺序依次为前排副驾驶座位,后排右、左、中座位。在乘车礼让时要注意尊卑顺序。

四、乘车注意事项

1. 乘车时着装要文明,不可穿过分暴露身体的衣服,如背心、短裤、拖鞋等,更不要有脱鞋袜等不文明的行为,也不能穿污秽或散发异味的服装乘车。

2. 坐车姿势要优雅,不要东倒西歪,卧倒于座席上、座席下、茶几上、行李架上或过道上,不要靠在他人身上,把脚伸到他人座位上或过道中。下雨、下雪时乘坐车辆,上车后立即收起雨具,放入塑料袋内。凡可能弄脏他人衣物的物品都应妥善处理。携带重、硬、尖或易碎品上车时,应礼貌客气地提醒他人留心注意。

3. 需对方让路时,应先礼貌地打招呼,别人让路后,应向别人道谢。寻找空座位时,不要见座就坐,要先问一声:"请问,这里有人坐吗?"征得了对方同意,方可入座。

4. 乘车时应主动照顾与自己同行的其他人员,尤其是尊者、长者、妇女、儿童、患者、残疾人等。

讨论与思考

1. 在日常生活中应注意哪些迎送礼仪?

2. 招聘会上你如何介绍自己,自我介绍结束后应注意什么?

3. 你与你的朋友很长时间没有联系,如果你想通过电话与他取得联系,拨打电话时如何维护自己的电话形象?

4. 接到面试通知后,你如何迎接这次面试?

(徐永丽)

第 *5* 章

护理工作礼仪

学习要点

1. 门诊、急诊护士的接待礼仪
2. 护理治疗工作中的礼仪
3. 患者入院护理礼仪
4. 患者住院中的护理礼仪

✚ 案例分析

一门诊分诊台护士,看到候诊的患者挤满了候诊室,还看到一些患者拿着病历要求护士先让他就诊。这位护士眉头紧锁,一脸的不高兴,嘴里喊着:"坐下,坐下,等着叫号,你们这么乱,我什么也听不见。"

分析:

1. 这位护士哪里做得有欠缺?
2. 在这种环境下,护士应该做什么?应注意什么?

护理工作是爱心和艺术的结合,护士是保护和促进人类健康的白衣天使。这就要求护理人员必须不断地充实自我,在护理工作中既能用丰富的科学知识和技能为患者提供优质的医疗护理服务,又能有良好的礼仪修养为每一个需要健康帮助的人提供全方位的护理服务,以最佳的精神面貌和温文尔雅的形象从事护理工作,做文明礼貌的"健康使者"。

第一节　门诊护士工作礼仪

门诊是医院面向社会的窗口,是患者与医护人员接触的第一关。医护人员面对的护理对象有患者还有其家属,要帮助他们解决看病过程中遇到的问题。服务质量的高低,人们首先是从门诊工作人员的工作态度来衡量的,而在门诊与患者接触最多的就是门诊护士。因此,门诊护士的工作态度、礼仪修养,往往是医院形象的代表,加强门诊护理工作人员的礼仪培训显得至关重要。

重点提示

①接诊礼仪;②护理治疗工作中的礼仪。

一、接诊礼仪

患者到医院就医,客观上就存在一种被动、祈求的自卑心理,加上疾病缠身,又要面对医院陌生的环境,难免产生孤独感和恐惧感,很自然地就加重了他们的依赖心理。此时患者最希望得到医护人员的理解、同情和关心,因而他们对医护人员的一举一动甚至面部表情的变化都非常敏感。护理人员礼貌周到的工作态度,文明端庄的仪表等,就成了抚慰患者的良方,成为解除患者心理恐惧的重要因素。因此,作为接诊护士不论是仪容仪表,还是言谈举止都应符合礼仪规范要求,耐心、热情地接待每一位就诊人员,送上你的关心和帮助。

二、护理治疗工作中的礼仪

到医院就医的患者中,大部分是在门诊接受治疗的,在为患者进行护理治疗过程中,除了规范、娴熟的操作外,还应注意工作中的文明礼貌行为。

1. 进行治疗前应礼貌地对患者做一些关于治疗措施的科学解释,要充分尊重患者的知情权,让患者了解治疗措施的意义。如要给一个发热患者进行肌内注射退热药时,可以这样向患者说明:"××您好,您正在发热,长时间高热会损害人的大脑,同时会消耗体内大量水分,这对您的健康很不利,所以现在我要按医嘱给您注射退热药,我给您注射的是复方柴胡注射液,肌内注射,请您把裤带松开,做好准备……"注意在整个治疗操作过程中要求患者配合时一定要"请"字当先,不可以命令式的口气对患者说话。

2. 进行治疗操作时既要严格执行操作规程,又要做到动作轻柔,神情专注,态度和蔼。当患者配合治疗结束后,还应当向患者致谢,并给予适当的安慰。如:"谢谢您的配合。您现在需要好好休息,用药后一会儿就会感觉好些的,请不必担心。如果有什么不适可随时叫我。"整个治疗过程中都应注意保持举止有度,言谈有礼,即使遇上某些患者挑剔、为难也要保持冷静、耐心,始终以礼相待,要学习服务行业的经营理念"顾客是上帝",把尊严留给患者。

3. 患者在门诊治疗结束离去前,除了必需的医嘱交代外,还需礼貌关心地嘱咐患者注意保重身体,给患者留下急需帮助时的联系办法,把患者送到诊室门外,说上几句祝福、送别的礼貌语,让患者来时痛苦、焦虑,去时舒畅、满意。

小 故 事

　　吉米是一名铁路工人。一天,从一列豪华列车上下来一个人,他对着吉米喊起来:"吉米! 是你吗?"吉米抬起头说:"是我,迈克,见到你很高兴!"于是,吉米和迈克(这条铁路的总裁)进行了愉快的交谈。半小时后,迈克走了。吉米有这样的朋友,他的同事很震惊。吉米告诉他们,10 多年前,他和迈克同一天开始为这条铁路服务。有个同事问:"为什么你还在这里工作,而迈克却成了总裁呢?"吉米忧伤地说:"我每天都在为 20 美元工作,迈克从一开始就立志为这条铁路工作。"

第二节　急诊护士工作礼仪

　　急诊服务的对象是一个特殊的群体,当危重患者推进急诊室时,患者和家属焦虑、忐忑不安的心情交织在一起,他们把每一丝生的希望都寄托在医务人员的身上。一名优秀的急诊护士,除了应具备高尚的思想品德、良好的心理素质和掌握精湛娴熟的护理技术外,良好的身体素质和礼仪修养对完成急诊护理工作也是至关重要的。

重点提示

　　①急诊护士素质要求;②急诊接待礼仪;③急诊救护礼仪。

一、急诊护士素质要求

　　急诊室护士应具备精湛、娴熟的技术,健康的体魄、饱满的精神,高雅的仪态和积极向上的敬业态度,这对患者身心健康有着不可忽视的作用。

　　(一)娴熟的护理技术

　　急诊护士技术水平的高低不仅反映着医院的整体医疗水平,而且直接关系到患者的生命,对疾病转归起着至关重要的作用。因此,作为一名急诊护士,必须熟练掌握护理急救知识和护理操作技术,以应对复杂多变的急诊救护工作。

　　(二)健康的身体素质

　　急诊护理工作烦琐多样,节奏紧张,护理质量要求较高。护士除了完成全天正常的门诊治疗外,还需要有充沛的精力随时应付危急患者的抢救工作。因此,急诊室的护士必须拥有健康的体魄,才能有充沛的精力和充足的体力完成各项急诊救护工作。

　　(三)良好的礼仪修养

　　急诊患者是比较特殊的护理对象,对护士的仪表态度又十分敏感。在与急诊患者较短的接触时间里,护士洁净整齐的着装,高雅大方的仪表,端庄稳重的举止,体贴入微的言谈,以及良好的工作态度,对患者的心理有着明显的安抚作用,可以减轻患者紧张、恐惧心理,增强患者对医护人员的信赖感和战胜疾病的信心,使患者能配合抢救治疗工作,确保抢救的成功。

(四) 沉着、敏捷的工作作风

急诊室的工作具有很强的科学性和时间性,在紧张而繁忙的工作之中,护士必须有高度的责任心,熟练的操作技术,敏锐的观察力和处置应变的能力,养成沉着冷静、敏捷果断的工作作风,在抢救工作过程中,能够做到遇事不慌、沉着冷静、果断迅速地开展救护工作。

二、急诊接待礼仪

急诊护士面对的是紧急危重的患者,因此,社会对她们的服务水准提出了更高的要求。急诊护士只有树立更科学的服务理念,并将这种理念体现在具体的护理服务工作中,才能满足社会高标准的要求,在激烈的服务竞争中,赢得社会的尊敬和认可。

(一) 掌握急诊患者的心理

急诊患者的特点主要是起病急、病情重,急需抢救处理。急诊护士应当掌握急诊患者与普通患者不同病情特点和心理特征。

1. 焦虑心理　恐慌、不安、焦虑等是急症患者常见的心理状态,如高热患者就常见这种情况。

2. 惧怕心理　由于起病突然(如各种外伤、大出血、剧烈疼痛等),患者往往缺乏心理准备,对突如其来的病情感到非常恐惧,惧怕死亡,惧怕由于疾病而失去原有的正常生活,害怕诊断不准确而贻误治疗等。

3. 依赖心理　突然的伤病造成患者的行为退化、情感幼稚,如患者因疼痛、发热而呻吟、辗转,甚至大声哭喊。

4. 听天由命心理　有些患者患急病后,觉得事已至此,只能听天由命,听任医务人员的摆布,对病情和治疗结果持无可奈何的态度。

(二) 接待急诊患者的礼仪

针对急诊患者的不同心理状态和实际情况,急诊护士接诊时应采取适当的救治措施和恰当的礼仪接待方式。主要有:①稳定情绪,安慰解释;②抓紧时机,果断处理;③急不失礼,忙中守节。

三、急诊救护礼仪

危、重、急患者一旦入院,急需采取有效的救治措施。此时急诊护士就需要将平时学习、积累的知识和经验充分发挥出来,尽快为抢救工作铺设绿色通道。

(一) 急而不慌,忙而不乱

急诊护士必须有较强的应变能力,急诊患者发病急,来势凶猛,这就要求医护人员要果断采取最佳的急救措施,做到沉着应战,临危不乱,始终保持急而不慌、忙而不乱、从容礼貌的工作态度,以稳定患者和家属的情绪,争取得到更好的配合,有利于进一步的救护。

(二) 团结协作,文明礼貌

急诊救护是一项涉及医疗、护理、化验、放射、收费、药房、注射及行政等多个方面的工作,这些工作往往是一环扣一环的,在涉及多个科室的病情救治时,各科医护人员要紧密配合,团结协作,注重同事间的文明礼貌,互相理解、互相尊重,共同协作完成急救工作,不要因言语不慎,行为过激而伤害同志感情,影响对患者的抢救工作。

第三节　病房护士工作礼仪

当患者经医师初步诊断确定需住院检查或治疗时,患者就要转入病房。此时患者和家属的心情往往比较沉重,一是感到自己身患重病,将要经受一番痛苦磨难,心理已是十分沮丧;二是人地两生的医院环境,更增添了患者许多的不安。此时,病房护士如能热情礼貌地接待、宽慰患者,将使患者焦虑不安的心理得到缓解和安慰。

重点提示

①患者入院护理礼仪;②患者住院护理礼仪;③患者出院护理礼仪。

一、患者入院护理礼仪

护士要给入院患者留下良好的第一印象,必须做到彬彬有礼、落落大方、热情接待、体贴关怀,使患者感到亲切和温暖。

(一) 办理入院手续

患者需住院治疗时,护士应礼貌地指导患者或家属持住院证到住院处办理入院手续。由于对医院的制度不了解、环境感到陌生,患者心情往往比较焦虑,在办理住院手续的过程中可能会表现得不知所措或急躁不耐烦,此时护士一定要耐心、细致的指导患者,要对患者患病表示出同情和关心。

(二) 护送患者进入病区

护送患者进入病区,对能步行的患者可扶助步行,不能行走或病情危重的患者可用轮椅或平车护送,要根据病情安置合适卧位,保证患者安全。护送过程中注意保暖,不中断治疗,如输液、给氧等。送入病区后,护送人员还要礼貌、耐心、仔细地与值班护士就患者病情、物品进行交接,做到有始有终,服务环环相接。

二、患者住院护理礼仪

护士表现出文明礼貌的行为举止,是实施整体护理的要求,是服务对象的希望,也是护理人员良好职业道德修养的体现。

(一) 新入院患者的接待礼仪

1. 迎接入院患者的礼仪　当新入院患者来到病房,护士要起身微笑相迎,边安排患者坐下,边亲切地予以问候和自我介绍,同时双手接过病历以示尊重。如果同时还有其他护士,也应抬起头来,面向患者,亲切微笑,点头示意,以示欢迎。

2. 向入院患者做介绍的礼仪　责任护士对新入院患者进行入院介绍时,要耐心、细致,首先向患者简单做自我介绍及医师的情况介绍,然后根据患者是否有过住院经历、病情、感觉等具体状况,询问是否有需要帮助解决的问题,再介绍病区环境,送患者到床旁,介绍住院的有关制度时(作息时间及住院规则等),需注意语气和措辞,尽可能多用"请"、"谢谢"、"为了您……"等文明、客气的语句,避免使用"不准……""必须……"等命令式的祈使句,使患者在愉悦的心境中接受护士的介绍,指导患者逐渐适应患者角色。这样,才能消除患者紧张、恐惧的心理,安心地住院治疗。

(二) 患者住院中的护理礼仪

在护理工作中,护士的行为举止直接影响着患者的治疗效果,要求护士进行护理活动时必须做到亲、轻、稳、准、快。同时应注意以下几方面。

1. 自然大方 护士在站、坐、行及各种操作中应姿势规范,动作优美、舒展。如行走时庄重自然,轻盈快捷,推车要平稳,开关病房门要轻,各项操作轻快准确,给患者以安全、优雅、轻松、细腻、灵巧、清新的感受。护士镇静、自然的神态能使患者对护士的水平和能力产生信任感。如在抢救一位大出血休克的患者时,护士神态从容、镇定,各种抢救措施进行得有条不紊,迅速建立起静脉通道,及时为患者擦干净血渍等,就能使患者家属很快对护士产生信任感。如果护士在患者面前表现得惊慌失措或举止浮躁,会加重患者家属的害怕、恐惧心理,从而对医院的救治水平和工作质量产生怀疑。

2. 亲切温柔 新入院患者进入病房,都存在一个适应新环境的过程,每个患者住院后都希望被认识,被重视,得到较好的治疗和关照。护士亲切的话语,关怀的问候最能使患者感到温暖,是患者摆脱孤独感的重要因素。有时一杯水或一个搀扶动作就可使患者产生一种亲近、信任和敬重之情,可缩小和患者之间的距离。一个人的情感往往是借助语言并配合一定的举止行为来表达的。有些举止行为常常是"此时无声胜有声"。在紧张繁忙的工作中,护士应善于控制自己的情绪,善于利用一定的行为举止表达恰当的感情,无论什么原因造成的个人情绪不佳,都不得在患者面前表露出来。

3. 敏捷准确 快速及时、安全准确的服务无疑会获得患者的信赖和尊重。护士在临床护理中,必须做到思维敏捷、动作准确无误。特别是遇到患者病情紧急的情况下,凭借科学的态度和丰富的知识经验,给予及时准确的判断和处理,是为患者赢得治疗时间的关键,也是护士职业素质的基本要求。

4. 技术娴熟 患者入院后都有一种安全感的需要,他们会顾虑到医院的医疗水平、医疗措施等能否保障其健康安全,渴望能通过医护人员的诊断、治疗和护理减轻或消除病痛,恢复身心健康。护士娴熟的技术是消除患者顾虑,赢得患者满意,树立信心和安全感的重要因素,同时也是护士完成护理任务的关键。因此,一名合格的护士,要熟练掌握操作技能,并不断钻研业务,学习广博的科学知识,掌握现代护理新理念、新技术。

5. 满足需要 对患者的不同需要,要尽量给予满足,以取得患者的配合。如患者住院后,往往急于了解自己的病情和治疗方案及预后等问题。如果此需要得不到满足,患者就会感到焦虑和恐惧,不利于治疗与康复。主管护士就应针对患者的具体情况给予健康指导,介绍有关疾病方面的知识,根据患者的发病症状、体征、年龄和身体情况给予恰当的解释,以取得患者对护理工作的理解和配合。

当然,满足患者需要也不能是无原则的迁就,不能违反医院的规章制度和违背社会公德、社会利益,不能侵犯他人的利益。

三、患者出院护理礼仪

在医院环境中,患者身体康复或其他原因离开医院时,护理人员也要按照礼仪规范要求,给予患者最好的服务。为使护患关系有一个好的结束,在送别患者时也应注意护理工作礼仪。

1. 出院前的祝词　患者将要出院前,首先对患者的康复(或好转)表示祝贺,感谢患者在住院期间对医院工作的支持和配合,谦虚地对自己工作的不足之处、对患者关照不到的地方表示歉意,并表达对患者一如既往的关怀之情,随时都会为患者提供力所能及的帮助等。

2. 出院时的指导　患者出院时,主管护士要做好出院指导。指导和帮助患者办理出院手续,告诉患者如何服药,如何随诊,如何进行康复锻炼,如何学会控制自己的饮食起居、适应出院后的生活,出院后的注意事项和复查的时间等。

3. 出院送别的礼节　患者的出院手续全部办完,准备出院时,责任护士将患者送到门口或车上,祝贺患者的康复(或好转),嘱咐患者多保重身体等,并向患者行握手礼、挥手礼告别。温馨的送别,使患者感受到对他的关心、爱护还在延续。

第四节　护理操作礼仪

随着社会的进步,经济的发展,患者对护理质量、医疗护理安全的要求都有了很大的提高,给患者提供礼貌周到的优质服务,处理好在护理患者过程中的每个环节,不仅有利于患者,有利于医院整体服务质量的提高,也有利于护理工作者自身的安全和自我保护。

> **重点提示**
>
> 护理操作的礼仪要求。

一、护理操作的礼仪要求

在为患者进行护理操作过程中,礼貌的用语、友善的态度是提高护理质量,降低风险因素,建立良好护患关系的基础。护理操作用语一般包括操作前的解释、操作中的指导、操作后的嘱咐三部分。

(一)操作前的礼仪

实际工作中护士在给患者进行操作前,都需要与患者进行沟通,做好操作前的解释工作。首先,认真查对患者床号、姓名、年龄、性别、诊断、药物使用的剂量、浓度、执行时间。向患者或家属解释本次操作的目的、操作方法、注意事项,操作中的配合、操作带来的不适、药物疗效及副作用等,目的是取得患者或家属的配合和理解,解除患者心理压力和恐惧。在征得患者或家属的同意后方可进行操作。操作前解释是否成功取决于护士言谈的礼貌程度,所以礼貌的言谈也就成为护理操作中必不可少的重要环节。

(二)操作中的指导

1. 和蔼的态度　在操作过程中,对待患者的态度要和蔼亲切,友善地解释操作的方法和意义,询问患者的感受,随时为患者解除困难和疑虑,或给予适当的安慰,消除患者对操作治疗的恐惧和神秘感,争取得到患者最大程度地配合。

2. 娴熟的技术　娴熟的操作、轻柔的动作、温和的态度,能使患者产生受到尊重和得到礼遇的满足。操作过程中,亲切地指导患者配合,如请张开口、用鼻呼吸、做吞咽、翻身等,并不时给予患者适当的鼓励,通过解释与指导消除患者的恐惧与焦虑,还可转移患者的注意力,让患者处于接受治疗和护理的最佳状态。这样既可减轻患者的痛苦,可提高工作的质量和效率。

(三) 操作后的嘱咐

1. 诚恳的致谢 当患者配合护理人员开展完工作后,护士应当对患者的合作表示诚恳的谢意,把患者的配合理解为是对护理工作的支持,是对护理人员的理解和尊重,同时也让患者知道,他的配合更有利于其健康的恢复。

2. 亲切的安慰 操作结束时应询问患者的感受,观察预期效果实现程度,交代应注意的事项。对操作治疗给患者带来的不适和顾虑给予安慰。最后征求意见或建议。

(四) 操作失败后的对策

护士在操作中一旦失败,请不要紧张,应沉着冷静,查清原因及时处理。首先向患者或家属道歉,再次征求患者与家属的意见,如果得到允许方可采取措施进行弥补。否则另请高手补救。切忌固执己见,强行操作,再次失败,使护患矛盾激化,产生护患纠纷,难以收场。

护理操作的礼仪要求不是千篇一律的,应当根据操作的具体要求和操作对象的不同性别、年龄、职业、个性等,分别给予区别应用,因时、因地、因人制宜,做到触类旁通、举一反三,而不是机械地生搬硬套。要学会让每一个需要健康帮助的人都能享受到"白衣天使"诚心诚意的帮助。

二、常用护理操作礼仪案例

例一:晨间护理

某外科病房,清晨。

护士:"大家早上好! 现在我们来为大家做晨间护理,帮助大家洗漱,整理病房。"

"小李(阑尾切除术后第 2 天),你应该下床活动活动,这样可以促进肠蠕动,防止肠粘连,我来扶你起来。"

"王姐(新入院患者),您昨晚睡得好吗? 下床走一走吧,现在我们帮您整理床位。"

"秦阿姨(急性胰腺炎已发病危通知的患者),您感觉好一些吗? 看起来您的精神好多了,您要安心休息养病,不要胡思乱想,很快会康复的。这是您的漱口水,我来帮您漱口,漱完把水吐在这个弯盘里。我帮您擦擦脸(替患者洗脸),我把您的头发重新梳理一下吧。衣服都脏了,我帮您换一件吧,您配合一下好吗? 阿姨,我扶您先向左侧翻身,用红花油帮您按摩受压的骨突部位,您会感觉舒服一些的。您不要动,很快就会好的……再来翻到右边(协助患者翻身),我再给您按摩另一侧,这样做可以促进血液循环,防止形成压疮。您感觉舒服多了吧,您盖好被子,一定要安心养病,思想负担重会影响您康复的。"

"晨间护理就给大家做完了,现在开窗通风 30 分钟,呼吸一下新鲜空气,请大家把衣服穿好了,盖好被子防止着凉。"

例二:口腔护理

患者李某,女,70 岁,家庭妇女,因慢性胆囊炎急性发作、胆结石急诊入院。目前禁饮食,持续胃肠减压,生活不能自理,每日口腔护理两次。

1. 操作前解释

护士:"李大娘,您感觉好些了吗? 肚子还疼吗? 您的身体很虚弱,又插着胃管,需要做口腔护理。"

患者:"什么是口腔护理?"

护士:"就是要帮您漱漱口,洗洗牙。这样可以清除口腔的病菌,预防口腔炎症。我一定动作轻稳仔细,您会感到清洁舒适的,请您放心。"

2. 操作中指导

护士:"李大娘,我把您的假牙取下来刷洗一下,这几天您不能吃东西,假牙我给您泡在冷开水杯里,开始吃东西时,我再帮您戴上。"

"请您张开嘴,让我看一下好吗?请您再张大点……好,您配合得很好……感觉累吗?如果不舒服就告诉我……快好了"。(护士边操作边指导患者配合,并鼓励患者,同时要注意观察患者的反应。)

3. 操作后嘱咐

护士:"大娘,您感觉舒服一些吗?您配合得很好,谢谢。下午我还会再来给您做一次。您还有什么事吗?"

患者:"姑娘,你真好。谢谢你了!"

护士:"这都是我应该做的。您放心好了,在这里我们就跟您的孩子一样,有事请您按这个呼唤器就行了,我也会经常过来看您的,好好休息吧。"

例三:静脉输液

患者郑某,男,36 岁,司机,胃穿孔修补术后,给予输液治疗。

1. 操作前解释

护士:"郑师傅,今天感觉怎么样?看起来您的精神好多了。伤口痛的还厉害吗?现在我来为您输液。因为您暂时还不能吃饭喝水,所以要输的液体很多,您需要小便吗?"(递给患者便壶)。

2. 操作中指导

护士:"请您把手伸出来"(铺治疗巾,扎止血带,选择血管)。

"您的血管很好,放心,我会为您一针扎上的,只是进针时有一点痛,请您握住拳头"(穿刺、固定、调节输液速度)。

3. 操作后嘱咐

护士:"好了,谢谢您的配合。输液的时间比较长,您活动时要小心,否则针扎穿血管需要重新再扎一针,增加您的痛苦。液体滴速我已经调节好了,每分钟 60 滴,请您不要自己随意调节。"

患者:(看了看滴速)"60 滴?是不是太快了?"

护士:"输液速度是根据患者的年龄、病情、药物性质而调节的,小儿、年老体弱、有心脏疾病的速度要慢一些,一些特殊的药物输液时速度也要慢一些。您的体质很好,心脏也没问题,每分钟 60 滴是完全可以承受的,而且您输的液体很多,输得太慢会输不完,也影响您休息。"

患者:"如果太快了有什么后果?"

护士:"如果患者年龄偏大,或者有心脏病,滴快了有可能加重心脏负担,造成心力衰竭。请您放心,这个速度,您不会出现这些问题的。等一会儿输含钾药物时我会为您调慢一些的。因为含钾的药物会使人感觉比较疼痛。"

患者:"我这就放心了,这个医院的护士都很好,谢谢你。"

护士:"不客气,您还有什么问题吗?有事请您按床头的呼叫器。您休息吧,我们会经常巡视,并及时为您更换液体的。

护理操作的礼仪规范,就是要掌握好操作前、操作中、操作后的每个注意事项。这种礼仪修养的培养,与护理操作技术一样,是需要勤奋的学习和丰富的实践经验。希望通过这些例子,能提供一些帮助。

讨论与思考

1. 门诊护士在工作中有哪些礼仪要求?

2. 急诊护士应具备哪些素质?在接待急诊患者时应符合哪些礼仪规范?

3. 小张是一名刚分配到病房工作的新护士,请你帮助小张护士熟悉病房护士工作应遵守的礼仪。

4. 小李护士在为一位住院患者进行静脉穿刺时,由于紧张穿刺失败,操作失败后小李怎么做才能取得患者的谅解?

(徐永丽)

下 篇

护理人际沟通

Part 2

第 6 章

人 际 关 系

学习要点

1. 人际关系和护理人际关系的概念
2. 人际关系的影响因素
3. 建立良好护理人际关系的意义和策略

✚ 案例分析

小林被一所护士学校录取了。开学第一天,她见到许多新同学,心里很紧张。本来,她是一个很懂礼貌的学生,可是当同学互相介绍认识时,她走上讲台忘了鞠躬。看到别的同学对她微笑,她不知该笑还是不该笑,最后只是牵动了一下嘴角。在自我介绍时,由于紧张,她不敢抬头正视大家,只说了一句"我叫林平",就慌乱地走回座位,结果碰倒了椅子,引得同学们笑了起来。小林对自己失望极了,心想:"我只要学习好、成绩好就行了。与人打交道太累,一辈子与人不来往才好。"

分析:

1. 小林的紧张和慌乱是什么原因造成的? 你或你的同学有没有类似的经历? 后来怎样了?

2. 人的一辈子真能做到与人老死不相往来吗? 为什么?

3. 人际关系能力对一个人有何意义? 只要聪明、智商高就一定会有成就吗?

在人类社会生活中,人们为了生存,就必然要与他人建立联系,交流信息,形成各种各样的群体,产生不同的行为,从而也就建立了各种人际关系。护理学是以医学知识为基础的学科,与人文社会学科关系密切,是直接与人打交道的综合性应用学科。在人才竞争日益激烈的知识经济时代,具备良好的人际关系及沟通能力是护理人员做好护理工作的重要保证。

第一节　人际关系与护理人际关系

人际关系是与人类同时产生的,历史久远,是人类社会中最常见、最普遍的一种关系。现代社会要求人不仅有健全的体魄、健康的心理,而且要拥有健康的人际关系。良好的人际关系对人的影响是潜移默化的,人与人之间互尊互敬、团结协作、关心友爱、平等相处的环境氛围不仅有利于提高人的基本素质,增强群体的凝聚力,促进整个社会的精神文明建设,而且对提高工作效率、完成群体目标、实现自我价值有着深刻的影响。矛盾紧张的人际关系必然导致人际冲突和人际内耗,不仅影响正常工作、学习和生活,而且不利于人的身心健康。

重点提示

①人际关系和护理人际关系的概念;②人际关系的特点和影响因素。

一、人际关系的概念

"人际"是表示两个人以上的数量概念,"关系"是事物的相互联系,这个联系包括事物与事物之间和事物内部各要素之间的相互影响与作用。

人际关系是指在社会生活中,通过相互认知、情感互动和交往行为所形成和发展起来的人与人之间的关系,是人与人交往过程中所产生的各种社会关系的总和。人际关系是在人与人之间发生社会性交往和协同活动的条件下产生的,会对个体的心理和行为产生深远的影响,人正是通过和别人发生作用而发展自己,实现自己的价值。人际关系的产生、变化与发展决定了人与人之间的心理需要满足程度。

二、护理人际关系

护理人际关系是指以护士这个特殊的社会群体为中心,围绕临床护理、卫生保健实践展开的,与病人和病人亲属、医生、其他护理人员等医院和社会人群因服务或工作关系而建立起来的相互联系。护理人际关系主要研究护患关系。护理人际关系不仅包括与病人及其亲属建立的关系、进行的交往,还包括与同行护士、其他医务人员、医疗技术人员和医院各级管理人员的交往与沟通。如果是社区护士,还要面对与各种社区机构和社区工作的其他关系人,是人际关系在医疗护理情景中的具体体现。

护理人际关系是护士在工作过程中所形成的人际关系的总和,与一般亲友间的社会性人际关系不同,是一种专业性的人际关系,是为了解决特定的医疗护理问题,为了完成特定的专业任务而建立和发展起来的,并将伴随专业任务的完成而宣告结束。尽管患者出院后,有可能与护士继续交往,但这种关系已经没有专业目的性,因此已不属于护理人际关系,而成为一般的社交关系了。因此,护理人际关系具有专业的科学性、职业的严谨性、情感的境界性、协助的紧密性特征。

三、人际关系的特点

人际关系是人际交往的结果,以需要的满足为基础,以情感为特征,本质上是一种特殊的社会关系,具有以下几个特点。

(一)社会性

荀子曾经说过"人以群居"。社会性是人的本质属性,是人际关系的基本特点。

(二)复杂性

表现在它是由多方面因素联系起来的,而且这些因素处于不断变化的过程中,具有高度个性化和以心理活动为基础的特点。因此,由于人际关系交往的准则和目的、情绪状态及评价态度的不同,人际关系可能会呈现复杂的结果。

(三)多重性

在人际交往的不同环境中,每个人扮演着不同的角色,如在患者面前的护士角色,在家庭中可能扮演着妻子或母亲的角色,人际关系具有多因素和多角色的特性。在扮演各种角色的同时,由于物质利益或精神因素,使角色的强弱发生变化,而使人际关系具有多重性。

(四)多变性

人际关系会随着个人年龄、环境及条件的变化而变化。

(五)目的性

人际交往在建立和发展中,均存在不同程度的目的性,而且这种目的性随着人类经济活动的增加会更加突出。

第二节　影响人际关系的因素

每一个人都想有一个良好的人际关系,但要知道人际关系受多方面因素的影响,如生理因素、心理因素、社会因素、道德文化因素等方面的影响。

> **重点提示**
>
> 影响人际关系的因素。

一、生 理 因 素

生理因素指个体神经、感觉、运动系统和生命重要脏器的结构功能状态及其驾驭周围环境的能力,基于生物学遗传因素,但环境和锻炼对其也有很大的影响。是人格形成的基础也是人际交往的重要基础,是"第一印象"形成的前提条件,健美的体貌具有较强的人际吸引力。形体严重缺陷者很有可能会产生交往心理障碍。疾病与生理特殊期,如哮喘发作、精神障碍等会给交往形象带来负面影响。严重疾病,如先天性愚型、昏迷等会导致交往能力的丧失。

二、心 理 因 素

人的心理因素,如气质、性格、需要、动机和能力等都会对人际关系产生一定的影响作用。

(一)气质

气质指个体心理过程的速度、强度、稳定性和倾向性,相当于日常生活中所说的脾气、秉性或性情。目前习惯分为胆汁质、多血质、黏液质、抑郁质4种气质类型。气质类型无好坏之分,多数人的气质呈交叉性,而且气质的积极性和消极性也可以相互转化。

(二)性格

性格是一个人在对现实的稳定的态度和习惯了的行为方式中表现出来的人格特征,表现一个人的品德,受人的价值观、人生观、世界观的影响。性格的类型是指一类人身上所共有的性格特征的独特总和。由于性格结构的复杂性,在心理学的研究中至今还没有公认的性格类型划分的原则与标准。一般以心理活动的优势性分为理智型、情绪型、意志型;根据人对现实态度的倾向性分为外倾型和内倾型;根据个体独立性的不同分为独立型和顺从型;依据人们在时间上的匆忙感、紧迫感和好胜心等特点分为 A 型、B 型和 C 型性格。现实生活中,往往是多种类型的特点集中在某个人身上,但常以一种类型特点为主。

(三)需要

需要是指有机体感到某种缺乏而力求平衡的心理倾向,是有机体自身和外部生活条件的要求在头脑中的反映。美国人本主义心理学家马斯洛将人类的主要需要依其发展顺序分为5个层次:生理需要、安全需要、爱与归属的需要、尊重需要、自我实现的需要。其中生理需要在一切需要中是最优先的,自我实现的需要是人类最高层次的需要。

马斯洛认为,只有在低一级需要基本得到满足后才会有动力促使高一级需要的产生和发展。需要与人际关系密切相关。护理人员把握患者心理需要,满足其合理要求,才能为建立良好的护患关系打下基础。

(四)动机

动机是引起个体活动,维持并促使活动朝向某一目标进行的内部动力。动机是在需要的基础上产生的,是一种内在的心理活动,不能直接观察到,但是可以根据个体的外部行为表现加以推断。多种情况下,推动人们活动是几种动机的综合,其中一种动机占主导地位。如护士做好诊疗护理工作,其主要动机是为了患者康复,同时也可能有免扣奖金或免遭上司指责批评的次要动机。

(五)能力

能力是指顺利完成某一活动所必需的主观条件,是直接影响活动效率,并使活动顺利完成的个性心理特征。能力总是和人完成一定的活动相联系在一起的。离开了具体活动既不能表现人的能力,也不能发展人的能力。涉及人际交往的能力包括语言、信息传达、感受、想象、适应、思维和正确认知自我的能力等。善于扬长避短,合理运用能力是获得交往成功的重要保证。

三、社会因素

每一个人都生活在社会中,人际关系的好坏与许多社会因素有关,如从小生活的环境,父母的管教方式,家庭的支持系统,学习成长环境,工作性质时间等。

当今社会正处于转型时期,经济变革、社会结构调整、文化变迁、社会地位差距、个性张扬及需求和价值观的变化,使人际关系由单一封闭转为多元开放,呈现重个体轻集体、重竞争轻合作、重自主轻配合、重契约轻情感、重物质轻感情交流的趋向。理想完善的人际关系是建立和谐社会的重要基石,作为护理人员要认清形势,把握好人际关系,使患者早日康复。

四、道德文化因素

道德修养是指人们在思想品质、思想意识方面经过勤奋学习和长期实践与磨炼,所达到的一种能力和思想品质。每个人的思想品德是后天逐步培养形成的,良好道德品质的形成离不开自我修养。中国历来是礼仪之邦,道德修养始终被摆在重要位置。

文化修养是指人们在物质文化和非物质文化方面勤奋学习和涵养锻炼的功夫,以及经过长期实践所达到的一种能力和境界。

建立良好的人际关系必须坚持社会主义道德原则。道德对于优化人际关系具有良好的作用,主要有:改善交往环境、纯洁交往动机、强化交往技巧、提升交往层次、克服畸形关系等。文化修养对人际关系也产生重要影响,科学思维方法和科学思维能力,丰富的情感和想象力以及对事物的敏感性,均有助于人际交往的顺利进行,促进人际关系的发展。

另外,影响人际关系的因素还包括临近性、交往的频率、背景的相似性、性格的互补、容貌和仪表、能力大小、品质特征等。

第三节　建立良好护理人际关系的意义

人际关系是客观存在的,人不能离群索居。人际关系的建立和发展,是不以人们的意志为转移而客观存在的。特别是现代社会,人际关系已成为一种开放性的多维网络结构,每位护理人员都必然置身于各种各样的关系网络之中。科学地建立和调节好各种人际关系,不仅是搞好护理关系和发展护理事业的需要,而且也是每位护理人员的主观愿望。为此,建立良好的人际关系有着十分重要的现实意义。

> **重点提示**
>
> 建立良好护理人际关系的意义。

一、有利于营造良好的工作环境

医护患之间的相互理解、信任、关心、爱护和友好,可以形成良好的工作氛围。这种工作环境可使医护人员合理的心理需要得到程度不同的满足,从而产生心情舒畅、愉快的积极情绪,激发护士对生活、工作的极大热情;能使患者在接受治疗、护理、康复的需求上得到尽可能的满足,解除或转移紧张、忧虑、焦急、烦闷、恐惧等消极心理,增强信赖、安全、康复的信心;使医护患整个群体,保持一种稳定、团结、融洽的良好状态。

二、有利于提高医疗护理质量

良好的护理人际关系是做好护理工作的重要基础,有利于促进护士与患者之间、护士与其他医务人员之间的相互信任和密切协作,使患者积极主动地参与和配合,使医院医疗护理活动顺利进行。同时,良好的护理人际关系也有利于提高医院管理水平和医疗护理质量,减少医疗纠纷的发生。

三、有利于提高护理工作效率

护理群体中和谐的人际关系,对于提高护理工作效率有着重大作用。护理人员在工作中同心同德、互相帮助、互相学习,无疑会大大提高工作效率。如果护士之间冷漠相对、互相猜忌、缺乏协作、矛盾冲突必然耗费大量的精力,从而影响到护理工作的质量和效率。

四、有利于加快医学模式的转变

随着社会发展和医学科技的进步,人们逐渐认识到,人类健康和疾病不仅受生物因素的影响,而且也与传统的医学模式对于疾病和健康的认识,只限于从局部和单纯的生物因素去考查而忽视了人的心理因素及社会因素的关系十分密切。于是,传统的生物医学模式被生物-心理-社会医学模式所取代。这就要求护士从整体上为患者服务,主动关心和了解患者的需求,熟悉和掌握患者的心理活动,并积极进行沟通和疏导,无疑会促进患者的康复,反过来也促进了护理人际关系的发展,更有利于加快医学模式的转变。

第四节 建立良好人际关系的策略

建立良好的人际关系的方法很多。在日常生活中较为重要,同时又可以有效地为每个人所运用的策略主要有以下几种。

重点提示

建立良好人际关系的策略。

一、主动交往

双方交往总有一方占有主动地位,如首先与人打招呼,主动与人说话等。这些看似简单的小事却常常因个性原因,不习惯或不好意思去做,或因没有注意、没有意识到应该去做,结果丢掉了许多可能有重要意义的交往机会。可见建立主动与人交往的意识,掌握主动与人交往的技巧,是建立良好人际关系的策略之一。根据人际关系的交互原则,别人是不会无缘无故地对自己感兴趣的。因此,要想赢得别人,同别人建立良好的人际关系,要想自己摆脱孤独,就必须做交往的始导者,处于主动地位。

在现实生活中,由于社会规范的作用,也由于人们都需要交往,人们的主动交往得不到相应理睬的情况是极少的。专家们强调,在改善人际关系处境上,应采取"少担心,多尝试"的方式,即:尝试是成功的先导。当护士因为某种担心而不敢主动与人交往时,最好是先去实践一下,用事实证明担心是多余的。护士和患者从第一次见面开始,由素不相识到相互了解对方,在初级阶段主要是建立信任关系,护士应主动与患者交往,注意诚恳待人,给患者以温暖和善解人意之感,通过有效的沟通,让患者了解自己、喜欢自己。双方在相互了解的基础上,才会坦诚相待,护士才能在以后的工作过程中准确地判断患者的需要,为护理工作的进一步展开奠定基础。

二、帮 助 别 人

社会交往理论告诉人们,任何一个人只有当一种关系对其来说是值得的,才愿意并试图去建立、去维持。因此,人们要想同他人建立良好的人际关系,对他人进行帮助是十分重要的。这里的"帮助"不仅是指单纯的物质上、行为上的支持,更重要的是情感上的支持,因为人与人之间的相互帮助首先是情感的,然后才是物质的。以帮助为开端的人际关系,不仅容易确立良好的第一印象,而且人与人之间心理距离可以迅速缩短。当患者遇到困难或危机时,护士给以及时的帮助,则很快可以赢得患者的信任,建立轻松融洽的关系,将有助于各种护理工作的完成和护患关系的进一步发展。如患者初次来到医院,可能对医院的环境、设施、医护人员、管理规定、看病程序及患者所拥有的权利和义务均不了解,护士应主动帮助患者尽快熟悉和适应医院的环境,认识医护人员,了解和掌握治疗和护理工作,抓住每一次与患者接触的机会,评估患者的需要,主动提供帮助,在与患者交往的初期,只要护士不失时机地为患者提供帮助,一定能够快速建立起良好的护患关系。可见,试图帮助别人并学会帮助别人,是建立良好人际关系不可缺少的条件。

三、关 注 患 者

根据接近吸引的规律,交际时必须寻找双方的共同点。交往的双方往往处在两个不同的情感和理解的基点上,对不同的事物有着不同的兴趣和关注重点,只有当双方的兴趣和关注点聚在一起时,才能真正起到有效沟通和加强相互关系的作用。兴趣与关注点会聚是一个渐进的过程,需要双方都将注意力投向对方,而不是只集中在自己身上。很容易理解,如果一个人只是关注自己的事情,以自己的理解和情感作为唯一的出发点,那么自然难以关注对方的兴趣和爱好,肯定会降低自己对他人的吸引力,继而淡化彼此交往的倾向性。

卡耐基曾经说:"你只要对别人真心感兴趣,在 2 个月之内,你所得到的朋友,就能比一个要别人对他感兴趣的人,在 2 年之内所交的朋友还要多。"

维也纳著名心理学家亚佛·来德勒说:"对别人不感兴趣的人,他一生中的困难最多,对别人的伤害也最大。所有人类的失败,都出于这种人。"

护士要想获得患者的认可,就必须关注患者感兴趣的事情,了解他们的身心状况。如护士与糖尿病患者谈饮食要求,与肢体功能障碍的患者和家属谈肢体功能恢复锻炼,与初产妇谈育婴知识等,这样既解决了患者的需求,也增加了护士的人际吸引力,密切了护患关系。

四、肯 定 对 方

每个人都有强烈的自我价值保护倾向,当人们的自我价值面临威胁时,机体就会处于强烈的自我防卫状态,即一种焦虑状态,与人们的不愉快情绪直接关联。因此,人们对否定自我价值的人有着强烈的排斥情绪。

称赞是对他人的肯定,每个人都有得到他人肯定和尊重的需要,因为它是对个人价值的发现和承认。选择恰当的时机和适当的方式表达对他人的赞许是增进彼此情感的催化剂。在称赞时,要做到以下几点:①注意经常给予他人恰如其分的肯定;事实证明,人们往往对真诚的称赞报以感激,对平庸的捧场表示冷漠,对高超的献媚心存戒备。②注意在逆境时给予肯定;在对方身处逆境而一蹶不振时,支持和肯定或许就是"雪中送炭",可以点燃他人希望的火花。

③注意在事后给予肯定;与当时的夸赞相比,人们更看重事后的回顾性赞许。④注意对不明显的优点给予肯定。一个善于赞美他人的人,本身就值得赞美,因为他懂得美、理解美、能够发现美、弘扬美。

另外,真实地表现自己,包括自己的缺点和不足,非但不会有损于你的形象,反而使人们产生一种真实感和亲切感。

小 故 事

有一个男孩脾气很坏,于是他的父亲就给了他一袋钉子,并且告诉他,每当他发脾气的时候就钉一根钉子在后院的围篱上。第一天,这个男孩钉下了37根钉子。慢慢地每天钉下的钉子数量减少了。他发现控制自己的脾气要比钉下那些钉子来得容易些。终于有一天这个男孩再也不会失去耐性乱发脾气,他告诉他的父亲这件事,父亲告诉他,现在开始每当能控制自己脾气的时候,就拔出一根钉子。一天天地过去了,最后男孩告诉他的父亲,他终于把所有钉子都拔出来了。父亲握着他的手来到后院说:你做得很好,我的好孩子,但是看看那些围篱上的洞。这些围篱将永远不能回复成从前的样子。你生气的时候说的话就像这些钉子一样留下瘢痕。如果你拿刀子捅别人一刀,不管你说了多少次对不起,那个伤口将永远存在。

启示:人在感情冲动的时候说出的那些不理智的话,就像钉子一样会在对方的内心留下无法抹平的伤痕。如果是因为误会而用语言或者行动而伤害了别人,即使误会消除了,可是已经发生的对双方人际关系的伤害却很难消除。

附:实践训练一:自我介绍

自我介绍对于初次见面是很有必要的,在人际交往中,要敢于主动地介绍自己。比如说:"很高兴认识你,下面我先来自我介绍一下吧!"介绍自己时,要实事求是,不可夸张,当然出于幽默而做一些夸张另当别论。介绍时要能够反映出自己的概况、特点、个性(即有别于他人之处),也可以说些轻松的话题,如描述自己的特征、爱好特长、不足之处。

请设计自我介绍,并在实训课中向老师和全班同学介绍自己。

实践训练二:赞美的魅力

1. 你在过去的生活中,经常受到别人的赞美吗?请回忆并回答下列问题:

(1)谁经常赞美你?

(2)在什么事情上赞美你?

(3)你听到赞美后的感觉?你觉得别人直接赞美显得虚伪吗?

(4)你还希望别人赞美你吗?

2. 在过去的生活中,你经常赞美别人吗?请回答下列问题:

(1)你经常赞美的人是谁?

(2)什么事情赞美别人?

(3)你觉得赞美别人显得虚伪吗?

3. 也许你是一个不轻易赞美别人的人,可能你在过去的1周里从来就没有赞美过别人,这主要是由于你的观念在作怪。你认为,赞美别人是一件困难的事,有虚伪奉承之嫌。但是,

既然你了解了赞美与奉承之间的区别,你又知道了赞美在人际交往中的重要性,你就应当改变自己,制订一个赞美计划。例如:

(1)我要在未来1周内观察别人的优点;

(2)我要……

(3)我……

2周后,总结你的收获:

(1)你觉得周围的同学对你态度有变化吗?

(2)当你赞美同学之后,她们有何反应?

(3)你赞美别人之后,你自己的感受如何?觉得不舒服吗?

讨论与思考

1. 讨论日常学习、生活和工作中建立良好人际关系的策略。

2. 根据影响人际关系的心理因素,谈谈自己在生活中如何给别人留下良好的印象,在工作中如何树立良好的护士形象?

3. 如何发挥自己气质、性格的优势,建立良好的人际关系?

4. 面对一位性格内向并具羞怯心理的同事,如何和她建立良好的人际关系?

5. 列举2个自己在生活中经历的人际关系的例子。

(赖红梅)

第 7 章

人 际 沟 通

学习要点

1. 人际沟通的概念和特征
2. 人际沟通的层次
3. 影响人际沟通的因素

案例分析

患者,女性,60岁,有冠心病史,因心前区剧痛而由家属护送急诊入院,心电图检查提示急性前壁心肌梗死。入院后患者表情痛苦,面色苍白,四肢寒冷脉搏细弱,血压偏低。患者家属在病房外焦急议论等待,新来护士小李负责接诊患者,她想详细了解患者的情况,以便找出护理问题,制定符合患者情况的护理计划,于是,她问了一个又一个的问题,患者却皱着眉头不想说话回答。

分析:

1. 患者为什么不愿回答护士的问题?
2. 小李沟通失败的原因是什么?
3. 护士小李该如何与患者及家属沟通?

人际沟通就其本身而言不仅是一项重要的社会实践活动,而且还是人们从事其他社会实践活动的基础和前提。在现代社会,沟通已经成为人们社会生活中一个重要的组成部分。

第一节 沟 通 概 述

沟通是一项技术,又是一门艺术,也是一种文化。如何用好这项技术,掌握这门艺术,理解这种文化,沟通给了我们无限的施展空间。

重点提示

①沟通的概念和基本要素;②人际沟通的特征。

一、沟通与人际沟通

沟通是人们思想、感情、见解、价值观相互交流的一种途径,是建立人际关系的起点,也是改善和发展人际关系的重要手段。

(一)沟通的概念与基本要素

1. 沟通的概念 美国符号学家萨姆瓦等人对沟通的定义是:一种双边的、影响行为的过程,在这一过程中,一方(信息源)有意向地将信息编码并通过一定渠道传递给意向所指的另一方(接受者),以期唤起特定的反应或行为。简而言之,沟通就是指发送者凭借一定的渠道,将信息发送给既定对象,并寻求反馈以达到相互理解的过程。沟通具有四方面的含义:一是沟通的目的是传递信息;二是信息就是沟通的内容;三是信息发送方总是通过一定的途径使接收方了解信息;四是沟通的核心是信息接收者通过有效途径做出的反馈。

根据一定情景中参与沟通人数的多少,沟通可以分为以下4个层次。

(1)自我沟通:自己和自己的对话,即自身内部的沟通,包括个人的思想、情感和我们看待自己的方式。

(2)人际沟通:少数人之间的沟通,绝大部分是在两个人之间的沟通。

(3)组织沟通:组织和其成员、组织和其所处社会环境之间为同一个目的在一起交流信息的沟通。

(4)大众沟通:亦称传媒沟通,职业传播者通过大众传播媒介(广播、电影、电视、网络、报刊等)将大量的信息传递给大众的沟通。

2. 沟通的基本要素 沟通包含有六个基本要素:信息背景、信息发出者、信息、途径、信息接收者、信息反馈,沟通过程的基本要素(图7-1)。

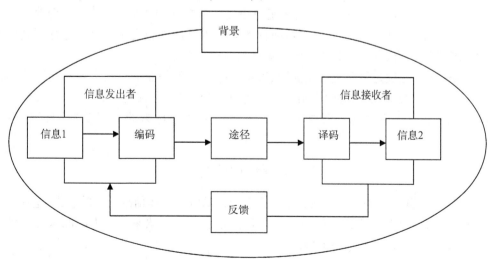

图 7-1 沟通过程的基本要素

(1)信息背景:是指沟通发生时的情景,包括环境背景、心理背景、社会背景、文化背景等都是影响沟通的重要因素。沟通发生的场所是环境背景;沟通时双方的情绪、态度是心理背景;沟通时双方所处的社会角色是社会背景;沟通双方的学历及所属的民族等是文化背景。

(2)信息发出者:是指沟通过程中发出信息的人,也称"编码者"。信息发出者是指拥有信息并试图进行沟通的人,将自己的想法通过语言、文字、符号、表情和动作等形式表达出来。信息发出者是控制沟通主动权的人,也是沟通成败的关键人,沟通的过程通常由其发动,沟通的对象和沟通目的通常也有其决定。

(3)信息:是指信息发出者希望传递给信息接受者的思想、意见、情感、观点等,它们必须被转化为各种可以被别人觉察的符号,这些符号包括语言以及非语言。信息内容可能会带有信息发出者的背景因素及沟通风格。

(4)传播途径:是指信息由一个人传递到另一个人所通过的渠道,是信息传递的手段或媒介。在人际沟通中,五官感觉通道的视觉、听觉、味觉、触觉、嗅觉等均可作为沟通渠道发挥媒介作用。一般来说,信息的发出者(如老师、护士)在传递信息时使用的途径越多,对方越能更多、更快、更好地理解信息内容。

(5)信息接收者:是指信息传递的对象,也称"译码者",指信息的接收方。接受信息的过程是先将信息发出者通过各种途径传递来的信息符号译为可理解的信息内容。译码之后,信息才有意义。只有当信息接收者对信息的理解与信息发出者的信息含义相同或近似时,才能形成有效的沟通。而信息接收者因个性、受教育程度、生活背景、价值观、社会文化背景等因素不同对所接收到的信息的理解也不同。

(6)信息反馈:是指信息接收者把接收到的信息经过译码并理解后返送给信息发出者,让信息发送者对接收者是否正确理解信息进行核实。反馈是检验沟通是否有效的主要环节,只有发出的信息与接收到的信息相一致,才能实现有效沟通。反馈回路是沟通过程的最后一环,有效、及时的反馈是沟通成败的关键。在有效沟通中,反馈往往是双方互动的过程。信息发出者会成为信息反馈的接收者,然后又根据对方的反馈做出沟通手段上的应对,因此又具有信息接收者的身份。反之亦然。

(二)人际沟通的概念

人际沟通,是指人与人之间的信息交流与传递。包括人与人面对面的(如交谈、讨论、演说等)和非面对面的(如打电话、写信等)两种形式。传递信息和交流信息的过程,是将观念、感受、意志传递给对方,并为对方所接收并做出反应的双向过程。

人际沟通不仅是通过语言进行交流,其表情、动作、态度等非语言信号也参与到沟通的全过程中,起到帮助判断语言沟通的作用。人际沟通无处不在,是我们生活中不可或缺的内容。如爱德华·撒丕尔所说:"每一种文化形式和每一个社会行为的表现都或明或暗地涉及沟通。"

二、人际沟通的特征

把人的观念、思想、情感等看作是信息,把人与人的沟通看作信息交流的过程,这在人文科学的研究上迈出了很有意义的一步,使人们可以用信息论的术语来解释人际间沟通的整个过程。人际沟通主要有以下几个基本特征。

（一）人际沟通是双向互动的过程

人际沟通是双向互动的过程，不仅要有一方发出信息，还要有另一方来接收这个信息。沟而不通，不称其为沟通。沟通双方互相依赖，互相影响，如演讲者离不开听众，听众也离不开演讲者。双向、互动的沟通需要通过反馈得以实现和确定。

（二）人际沟通的核心是信息的传递

人际沟通首先要有需要沟通的信息，可以是一个消息、一件事情、一种观点、一份情感，从而赋予人际沟通的意义和内涵；其次要有信息的传递。再重要的信息，再华美的语言，再精确的表达，如果没有信息的接受者，不能传递给既定对象，依然无法实现信息的分享和沟通。

（三）人际沟通的关键是准确理解信息的含义

在人际沟通中，接受者得到的与发出者表达的信息一致时即为有效的沟通。这并不是指沟通双方一定要达成一致的观点，而是指准确的理解信息。人们在人际交往中经常能够明确和理解对方所表达的含义，但并不一定同意对方的观点，赞同对方的行为，然而人们可以在正确理解的前提下，进行商讨、谈判和辩论。

知识链接

假如你有1个苹果，我有1个苹果，彼此交换后，我们每人都还是只有1个苹果。但是，如果你有一种思想，我有一种思想，那么彼此交换后，我们每个人都有两种思想。甚至，两种思想发生碰撞，还可以产生两种之外的其他思想。——萧伯纳（英国著名作家）

三、人际沟通的意义

在人才竞争日益激烈的知识经济时代，具备良好的人际关系及沟通能力是优秀护理人才在竞争中立于不败之地的关键。人际关系的好坏，可以作为一种心理社会因素直接影响一个人的心理和生理状况。所以，现代健康观已把能否与他人建立和谐的人际关系，作为判断一个人健康状况的一项重要指标。

（一）人际沟通是人类社会生活的必要条件

人具有自然和社会两大基本属性，人的社会属性决定人际交往的必要性。一个人只有在参加社会经济、政治、文化、教育等活动的过程中与他人相互联系、增进了解和认识，获得物质和精神上的帮助，才能形成生活所需要的勇气、乐趣、情感、意志、知识和能力。因此，与他人交流和沟通就成为人的一种本质的、内在的、永恒的基本需求。如果人失去了与他人沟通的机会，常常会出现一些症状，如产生幻觉、丧失运动功能，且变得心理失调。有些性格内向的人，不愿表露自己内心的不满和失望，久而久之便会出现抑郁症的倾向。当然，山居隐士自愿选择遁世绝俗则是例外。生活中人们要主动与别人沟通交流，这样既满足自己对沟通的需求，也满足他人对沟通的需求，人们会因满足彼此互动的需求而感到愉快和满意。

（二）人际沟通是建立和发展人际关系的重要条件

好人缘是成大事者的必备因素之一，美国前总统罗斯福曾说过："成功公式中最重要的一项因素是与人相处。"我们常听到这样的话："他那么能说会道，领导当然喜欢了。"这从一个侧面告诉我们，人际关系的建立有赖于人与人之间的交流和沟通，沟通是建立良好人际关系的基础。在人生长河中,沟通使人们相识、相交、相知,沟通使人们拥有了友情、亲情和爱情,人们因此感到生活幸福;沟通使人们结成了真诚的工作伙伴,实现了一个个工作目标,人们也因此工作快乐。

(三)个人际沟通是形成自我意识的主要方式

个人对自己的认识是在与他人交往中获得的,是在社会活动中逐渐意识到的。刚出生的婴儿没有自我意识,其自我意识的形成是在后天与父母、同伴及周围人的沟通、交往中逐渐获得的。因此,只有在社会交往中,人体通过人际沟通感受、反省、比较他人对自己的认识和评价来获得自我意识。

第二节 人际沟通的类型和层次

在推广整体护理的今天,护理人员了解人类社会实践中的人际关系和人际交往规律,熟悉人与人相处的原则和方法,对提高人际交往和沟通能力、增强专业素质具有十分重要的意义。

重点提示

①人际沟通的类型;②人际沟通的层次。

一、人际沟通的类型

根据不同的划分标准可以将人际沟通划分为不同的类型。

(一)语言沟通与非语言沟通

依据沟通的信息载体,可以将人际沟通分为语言沟通与非语言沟通。

1. 语言沟通 是以语言文字为交流媒介进行的沟通。语言沟通是一种最准确、最有效、运用最广泛的沟通方式,又可细分为口语沟通、书面沟通和电讯沟通3种形式。口语沟通是采用口头语言的形式进行的沟通,包括讨论、交谈、演说等;书面沟通是指运用文字进行的信息传递,如文件、信函、传真等;电讯沟通是通过电子媒介进行的沟通,包括电话、电子邮件、上网沟通等。

2. 非语言沟通 是借助于非语言符号如手势、面部表情、身体动作、个体距离、触摸等实现的沟通。

语言沟通和非语言沟通在效果上是相互补充的。研究表明,在面对面的交流过程中,具有社交意义的信息总量比例是来自语言文字的占7%,副语言占38%,而来自于肢体语言的高达55%。

(二)正式沟通与非正式沟通

依据沟通发生的情境,可将人际沟通分为正式沟通与非正式沟通。

1. 正式沟通 是指在组织系统内通过正式的组织程序和渠道进行信息的传递和交流,如召开会议、汇报工作、交接班制度、病例讨论、参观访问等。其内容大多与组织活动直接相关,如决策、医疗护理计划、定期的查房及工作通报等。组织系统是正式沟通的主要渠道。其优点是沟通渠道比较固定,信息传递较为准确,受重视程度较高,信息具有权威性,约束力较强;缺点是沟通速度慢,互动性不足。

2. 非正式沟通 是在正式沟通渠道以外进行的信息传递与交流。沟通双方不带有在组织中的角色色彩,其内容更多的是组织或组织成员的环境以及个人之间的事务问题,如私人谈话、朋友聊天、小道消息的传播等。其优点是沟通方便,速度快,内容不受限制,更能体现情感交流。缺点是信息容易失真。

(三)纵向沟通与横向沟通

依据沟通的信息流向,可将人际沟通分为纵向沟通与横向沟通。

1. 纵向沟通 是指组织中上下级之间进行的信息传递。可分为上行沟通和下行沟通。上行沟通是指下级向上级即自下而上的信息传递。如汇报、报告、建议等。下行沟通是指上级向下级即自上而下的信息传递。如政策指导、布置任务等。

2. 横向沟通 是指在组织内部各平行部门及层次相当的人员之间进行的信息传递。如科室之间的交流,医师与护士之间的沟通。进一步又可分为平等沟通渠道与斜行沟通渠道两种形式。平等沟通渠道是指在组织内部同一层次的人员之间进行的沟通,具有非命令性、协商性和双向性的特点。斜行沟通是指在组织内部既不在同一条指挥链,又不在同一层次的人员之间的沟通,具有协商性和主动性的特点。

(四)单向沟通与双向沟通

依据沟通是否存在着信息反馈,可将人际沟通分为单向沟通与双向沟通。

1. 单向沟通 是指一方只发送信息,另一方只接收信息的沟通过程。如电视、广播的播放、作报告、演讲等。其特点是接受者广,信息传递速度快,但不能及时获得反馈。在工作任务紧迫、领导部门下达命令或传达上级指示时,多用此种形式。

2. 双向沟通 是指沟通双方同时互为传递者和接受者。如谈心、讨论、病史采集、健康指导等。由于双方之间的信息可以相互反馈矫正,故而信息较为准确可靠,且有利于联络感情,增强信息接受者的信心。其缺点是信息传递速度较慢。

知识链接

有人认为,在医学技术飞速发展的今天,诊断主要依靠高科技医疗设备。而很多医学专家则认为,来自患者的回答对诊断的帮助多于实验室检查。绝大多数疾病仅仅依靠采集病史就可以作出诊断。英国学者汉普顿等曾做过一个调查:一般医院82.5%的患者仅凭采集病史就可作出诊断,需要体格检查帮助的只占8.75%,还需要实验室检查帮助的只占8.75%。

二、人际沟通的层次

人与人之间沟通的深浅是不同的,人际沟通的层次随着信任程度的增加而逐渐升高,信息量逐渐扩大。鲍威尔根据人际交往中双方信任的程度,信息沟通过程中的参与程度以及个人希望与别人分享感觉的程度不同,提出将人际沟通分为以下 5 个层次。

(一)一般性沟通

一般性沟通是指一般肤浅的、社交应酬的交流是沟通中的最低层次。如"你好!""你吃过饭了吗?"等招呼语。常作为双方交谈的"开场白",有助于在短时间内打开局面和建立友好关系,但不能进入深一层次的交谈。临床上护理人员与患者在最初交流时可以从一般性交流着手,患者建立信任后,再鼓励患者说出比较有意义的话题,了解患者身心的健康问题。

(二)陈述性沟通

陈述性沟通是指以一方的陈述为主,是一种只报告客观事实,交谈内容不加入个人意见或牵涉人与人之间关系的沟通。护理人员要充分利用这一层次的沟通,鼓励患者叙述病情,尽可能不要用语言或非语言行为影响患者陈述。

(三)交流性沟通

交流性沟通是指沟通双方已经建立了一定的信任,可以彼此交换自己的看法和判断的沟通。在这一层次,护患之间可以相互交流对某一问题的看法,或者对某疾病的治疗护理意见进行探讨。作为护理工作者,应以关心、同情和信任的语言和非语言动作鼓励患者说出自己的看法和意见,即使患者的看法不正确,也不应流露出不同意或嘲笑的意思,以免影响患者对护理人员的信任和继续提出自己的看法和意见。

(四)情感性沟通

情感性沟通这种交流是在互相信任的基础上具有安全感的情况下发生的沟通。沟通者很情愿地说出自己的信念、想法和对各种事物的反应,他们将彼此分享感觉,这样的分享是有建设性的,而且是健康的。作为护士让患者从外表到内心接受自己,应做到以坦率、真诚、热情的态度正确地理解和帮助患者,为其创造一个适宜的情感环境。

(五)共鸣性沟通

共鸣性沟通是一种短暂的、完全一致的和谐、默契状态下的沟通,是人际沟通中的最高层次,也是沟通交流希望达到的理想境界。一般是在情感性沟通过程中偶然、短暂、自然而然的发生,常发生在相互了解、接触亲密的亲人或知己之间,在护患这种特定的职业人际沟通中较少出现。

在护患关系中可以出现沟通的各个层次,重要的是让患者在感到最舒适的层次进行沟通,而不要主观地强求进入较高层次的沟通。作为护士应经常评估自己的沟通方式,避免因自身行为的不当而造成护患双方沟通不良,使护患关系停留在低层次的沟通上。

知识链接

让别人喜欢的七大秘诀

第一大秘诀:真诚地关心别人。

第二大秘诀:微笑待人。

第三大秘诀:记住别人的名字,这是最甜蜜、最有效的恭维。

第四大秘诀:学会倾听,做一个善于倾听的人。

第五大秘诀:赞赏最微小的进步,并称赞每一次的进步。

第六大秘诀:谈论对方最感兴趣的话题。

第七大秘诀:让对方获得自豪感。

第三节 影响人际沟通的因素

人际沟通是一个复杂的过程,常会受到各种因素的影响和干扰,常见的影响人际沟通的因素有以下几方面。

> **重点提示**
>
> 影响人际沟通的因素。

一、环 境 因 素

主要指环境的舒适程度,如温度、湿度、光线、噪声等。在舒适的环境中进行交流,可使沟通者轻松愉快,有利于增强沟通的效果。

(一)噪声

人们生活的环境中有很多噪声,如电话铃声、脚步声、喧哗声、与沟通无关的谈笑声、门窗开关的碰击声等。这些噪声在很大程度上影响沟通的正常进行,甚至造成信息的误解,导致沟通困难,是影响沟通的重要因素。因此,护理人员在与患者进行交流前要尽量排除一些噪声源,安排好交谈环境,避免分散注意力,为护患双方创造一个安静的环境,以达到有效沟通。

(二)温度、湿度

适宜的温、湿度可使沟通双方感到安宁、舒适,更有利于沟通。室温过高影响沟通者的情绪状态;室温过低使人感觉缺乏动力,影响沟通的效果。湿度过高时常使沟通者感觉气闷不适;湿度过低时,室内空气干燥,常使沟通者感觉口干舌燥、咽痛等。

(三)光线、色彩

光线的明暗、强弱会使沟通产生不同的效果。如房间光线昏暗,沟通者看不见对方的表情,会使沟通者精神涣散,注意力不集中;简单、庄重的环境布置和氛围有利于集中精力,进行正式而严肃的会谈,但也容易使沟通者感到紧张压抑;色彩亮丽活泼的环境布置可以使沟通者愉快放松,有利于随意交谈。目前在一些综合型医院,病房设计围绕护士站呈放射状分布,在儿科病房选用暖色调,增强温馨感,减少恐惧感,这些设计的布置更有利于护患间的沟通交流。

此外,沟通环境的隐秘性也会对沟通效果产生影响。

二、距 离 因 素

在社会交往中,人们有意识或无意识地保持一定的距离,当个人的空间或领地受到限制和威胁时,人们会产生防御反应,从而降低交流的有效性。当双方的距离较大时,沟通往往不融洽,易产生对抗情绪。只有在适宜的沟通距离时,沟通双方才会觉得轻松、自然、友好。

沟通的距离不同还会影响沟通的参与程度。在日常生活中,我们常常发现一个有趣的现象,坐在前排的学生与教师的关系更密切、更融洽,对学习的态度较为积极,学习成绩较好;而坐在后排的学生,经常注意力分散,不太愿意与老师交往,学习成绩受到影响。索莫尔于1967

年的一个研究证实,在一个课堂中,学生对于课堂讨论的参与,直接受到学生座次位置的影响,以教师讲台为中心,座位越居于中心位置,距离越近,学生对于课堂讨论的参与比例越大。

护士在与患者沟通时,应注意保持适当的距离,既让患者感到亲近,又不对其造成心理压力和形成对立。

三、情绪因素

情绪是一种主观感觉,如愤怒、焦虑、紧张、兴奋等。沟通不良会造成情绪的波动,反过来情绪的波动也会影响沟通的有效性。

沟通者处于特定情绪状态时,常常会对信息的理解"失真"。当沟通者处于愤怒、激动状态时,对某些信息的反应会过分,超过原有限度,甚至误解;当沟通者处于悲伤、难过状态时,对某些信息的反应常会淡漠、迟钝,也会影响沟通。因此,护士应有敏锐的观察力,及时发现患者隐藏的感情和情绪,同时还要学会调整、控制自己的情绪,以确保自己的情绪不妨碍有效的沟通。

不良的情绪会使一个人错误地解释信息或听不到信息。如果沟通双方的情绪都很好,那么他们之间的交流就会愉快顺利;如果有一方情绪处于兴奋、发怒、焦虑等状态时,则会影响交流效果。这要求护士学会控制自己的情绪,以确保为患者提供最佳的护理。

四、生理因素

任何一方身体不舒适或存在生理缺陷,都会影响信息的传递和接收。首先,身体不适会影响人际沟通的能力,如疲劳、疼痛和疾病状态下,机体会表现出懒言,感知觉能力降低,思维记忆能力减弱等表现;另外,能力缺陷或智力残疾都会给沟通带来不便,如耳聋、失语、痴呆等。

(一)永久性的生理缺陷

永久性的生理缺陷会长期影响沟通。主要包括以下内容。

1. 感官功能不健全如听力弱、视力障碍,甚至是聋哑、盲人等。

2. 智力发育不健全如弱智、痴呆等。对这些特殊对象进行沟通时要采取特殊的方式,如加大声音强度和光线强度,借助哑语、盲文等。

(二)暂时性的生理不适

暂时性的生理不适,如疼痛、饥饿、疲劳、气急等,会使沟通者难以集中精力而影响沟通,但当这些生理不适消失后,沟通就可以正常进行。

五、个性因素

个性是指由人对现实的态度和行为方式所表现出来的心理特征,是影响沟通的重要因素。热情、直爽、健谈、开朗、大方、善解人意的性格容易与他人进行沟通;相反,性格孤僻、内向、固执、以自我为中心的人则很难与他人进行有效的沟通。

人们在社会交往中会遇到各种性格的人。不同个性的人在是否喜爱社交,是否善于沟通以及沟通方式、方法上都会有很大的差异。

(一)个性倾向性的影响

哲学家霍兰德依据社会形态的不同把人分为6种类型:现实型、研究型、社会型、企业型、艺术型和常规型,其中现实型属于遵守规则,喜欢安定,不爱社交一类;而社会型的特点是乐于助人,喜欢社交,善于合作,注重友谊,责任感强。

(二)性格的影响

外向性格的心理活动指向于外部,表现为感知事物粗略,不拘小节;才思敏捷,灵活机动,当机立断;自由奔放,表情丰富;行为果断,统帅力强,善于交际。而内向性格则心理活动指向于内部世界,表现为感知事物细腻;思维谨慎,形象丰富,喜好内省;情感内隐,表情平淡;行为缓慢,不善交际。

护士应具备热情开朗的性格,在与患者沟通时,要根据患者的个性特征,运用一定的沟通技巧进行有效的沟通。

另外,人们价值观念不同,对事物的态度和反应也不同,对问题的判断可能会产生重大差异,从而成为沟通的障碍因素。特定的文化传统,也影响制约着人们的沟通方式和内容。

附:实践训练一

做一次语言传递游戏,分析信息误传失真的影响因素。方法:

1. 按教室座位,每一纵行的同学为一组。

2. 教师给每一纵行的第一位同学说一句话,并请该同学准确记住这句话。

3. 教师下达传话口令。

4. 各组第一位同学听到口令后,立即用耳语将话传给后面的同学,后面的同学依次往后传。注意:传话时必须耳语轻声,不能让第三人听见。

5. 各组传话到最后一位同学时立即举手示意,老师记下先后顺序。

6. 各组均完成传话之后,以完成先后为序,由各组最后一位同学把自己听到的话大声说出来,并与第一位同学的原话核对,以迅速准确的小组为优胜组。

7. 凡传话有误的小组讨论分析一下传话失真的影响因素有哪些。

实践训练二

请分析下列沟通过程中的各个要素:

护士 A 巡视病房时看见术后患者 B 皱着眉头很痛苦的样子,额头上冒着汗,便走到床边,一面用纸巾轻轻擦去患者 B 头上的汗,一面柔声问道:"您感觉怎么样? 有什么要我帮助的吗?"B 说:"唉! 我的伤口很痛,能给我再用点止痛药吗?"护士 A 回答说:"让我看一下记录,你上一次吃止痛药到现在有多长时间了,请你等一下。"A 看完记录后拿来一片止痛药,对患者 B 说:"×××,您现在可以再吃一片了,让我帮您服药吧!"说完帮助患者 B 倒开水服药。B说:"护士小姐,谢谢你!"护士 A 向患者点头微笑后离去。

讨论与思考

1. 你最近与陌生人有过接触吗? 请回忆如下细节。

(1)第一次见面是谁主动说话的? 如何主动的?

(2)你有没有想过要给对方留下一个什么样的印象?

(3)你对自己的表现有信心吗? 为什么?

(4)你在与对方沟通时,有没有出现过感觉无话可说的尴尬场面? 你是如何处理的?

2. 你有没有过与人沟通非常成功,建立起深厚友谊的经历? 还记得其中有哪些沟通细节? 将沟通成功的主要原因罗列出来,做一次自我激励。

3. 列出自己的习惯性肢体动作清单,检查其中哪些是值得保留和需要改进的。

4. 根据自己现有的知识及耳闻目睹的感受,结合实例讨论人际沟通在护理工作中的作用。护士应该怎样培养自己的沟通素质,提高沟通能力?

5. 举例分析各类因素对人际沟通效果的影响,并找出解决办法。

(赖红梅)

第 8 章

护理工作中的语言沟通

学习要点
1. 语言沟通和护理语言沟通的概念
2. 护理人员应具备的沟通技巧
3. 成功沟通的过程和沟通的策略
4. 护理人员应具备的语言修养

✚ 案例分析

陈先生,35 岁,农民工,在建筑工地被突然弹出的钉子击中眼睛,当场鲜血直流,立即被送往医院,他的右眼经确诊完全失去视力,现在病情已稳定,但是还要接受两次手术,可现在公司与投资者都拒绝付钱。陈先生悲痛欲绝,多次想要自杀。

分析:如果你是责任护士,你该如何与陈先生沟通?

语言是人类最重要的沟通工具,人们运用语言来表达情意、交流信息。良好的语言沟通能增进人们彼此之间的了解和信任,有助于创造和谐的人际关系。

从整体护理的实践来看,护理人员与人沟通的时间约占其工作时间的 70%,而用于分析、处理问题的时间仅占 30%。语言沟通贯穿于护理工作的始终。早在公元前 400 年,西医之父希波克拉底就说过:"医学有两件东西可以治病,一是药物,一是语言。"

第一节　护理语言沟通的类型和方式

语言沟通是指运用语言进行表达情意、交流信息的活动。护理语言沟通是指在护理环境中护理人员与患者或其他相关人员之间以语言为媒介沟通交流的行为。护理人员在为患者提供各种服务的过程中,随时伴有语言的沟通,如通过语言沟通收集资料进行护理诊断;通过语言沟通取得患者对护理干预的理解与合作;通过语言沟通对患者进行健康教育等。可见语言沟通是护理工作中最常用的沟通方式,是护理人员为患者解决健康问题的重要手段。

重点提示

①护理语言沟通的类型;②护理语言沟通的方式。

一、护理语言沟通的类型

护理语言沟通不仅包含了一般语言沟通的特征,而且还具有特有的专业目的性,即达到为患者减轻痛苦、促进康复或预防疾病等目的。沟通内容可能涉及生理、心理、社会、政治、经济、文化等各个方面,但中心内容围绕健康和疾病。根据沟通的目的,可将护理语言沟通分为评估性沟通和治疗性沟通。

(一)评估性沟通

评估性沟通是指以获取或提供信息为主要目的,沟通双方所关注的是信息的内容,较少强调关系和情感的沟通。因此,这种沟通要在双方关系融洽的条件下方能顺利进行。

护患之间的评估性沟通是护理人员收集患者健康信息的过程,包括患者的既往健康问题、目前的健康状况、家族史、遗传史,患者的精神、心理状态,住院的主要原因、护理要求、生活习惯及自理能力等。这些信息可以为确定护理诊断、制定护理计划提供依据。护士在这种沟通中也可以向患者提供信息,如科室介绍、医院环境和规章制度介绍等。

(二)治疗性沟通

治疗性沟通是指护患双方围绕患者健康进行、为患者健康服务、满足患者需要为中心内容的沟通。主要目的是为患者解决健康问题,是护理人员向患者提供健康服务的重要手段。治疗性沟通侧重于帮助患者明确自己的问题,克服个人的身心障碍,从而达到减轻痛苦、促进康复的治疗性目的,因此在沟通中特别强调支持性的关系。在有效的治疗性沟通中,患者受到鼓励,能自如地表达个人的思想和感情,从而在护理人员的帮助下,对以往的经历产生新的认识,找出新的解决健康问题的办法,并以积极的态度和方式对待困难。与医师治疗疾病相比,护士更多的是依靠治疗性沟通为患者服务。治疗性沟通有 2 种基本形式。

1. 指导性沟通 指导性沟通是指由护理人员向患者指出问题发生的原因、实质,针对患者存在的问题提出解决办法,让患者执行。护理人员是指导者,患者是被指导者。指导性沟通的特点是可以充分发挥护理人员的专业知识水平。由于沟通时用于磋商和协调的时间较少,因此其优点是沟通进程较快,节省时间;其缺点是患者主动参与较少,只能处于被支配地位,如果护理人员提出的建议和方法与患者的实际情况不相符,或与患者的观念、习惯、文化传统等不一致,便会增加患者的心理压力,产生负面作用。所以运用指导性沟通的前提是对患者的心理状况、文化背景、习惯爱好等基本情况比较了解。在确认对患者有利的情况下方可使用;或者在目标简单明确、涉及范围小的情况下使用。

2. 协商性沟通 协商性沟通是承认患者有认识和解决自己健康问题的潜能,鼓励患者积极参与治疗和护理过程,主动改变过去对自身健康不利的行为方式。在协商性沟通中,患者与护理人员处于比较平等的地位。患者有较多的主动权,参与决策,感到自己受到尊重,因而能积极并自觉地按照决策方案去实施,主动改变行为方式以利健康。另外,通过护患双方协商式沟通,决策错误的可能性降低。协商性沟通的缺点是比较费时,在护理工作繁忙的情况下实行困难。

在临床实际工作中,评估性沟通与治疗性沟通不是互不相关、截然分开的,而是相互渗透、密不可分的。如护士在与入院患者进行评估性沟通时,同时对患者进行入院指导;在与患者进行有目标的治疗性沟通(如心理护理)时,同时也可获得新的信息。

二、护理语言沟通的方式

(一)个别沟通与小组沟通

根据参与沟通的人数,护理语言沟通分为个别沟通和小组沟通。

1. 个别沟通　个别沟通是指仅限于 2 人之间,在没有他人在场的特定环境下所进行的信息交流。一般是两个人就某些问题相互讨论,商量研究。由于沟通人数少,所以沟通内容是第一重要的。沟通常常有一个主题,需要沟通双方就某个问题做出适当的反馈,如目光接触、耐心倾听、适当发问并阐明自己的看法和观点,使彼此互为信息的形成者和接受者。

2. 小组沟通　小组沟通是指至少 3 人或 3 人以上之间的沟通。如学校里老师组织学生成立的学习讨论小组,医院为某患者成立的医护小组,护理人员为患者成立的某病种联谊小组,病房中手术前后患者自发组织的对手术评论的临时沟通小组等。由于参与沟通的人较多,所以主题不易把握,谈话内容易跑题。若谈话的目的性较强,沟通前需确定主题,选择一定的时间、地点并做一些必要的准备,围绕主题讨论才会使沟通获得成功。由于小组沟通受一些条件的限制,故较难使两个人之间的关系向纵深发展。

正式的小组沟通需要一位协调组织能力较强的组织者。由于沟通的人数相对较多,所以小组中的成员并不都能积极参与,会出现有些人是主讲者,有些人是倾听者的现象。这时就需要组织者善于采取各种有利于沟通的方式来调动大家的参与热情。

参加小组沟通的目的是了解自己和别人的情感及其他信息,因此要学会如何仔细地倾听,如何有效地交流。一些患者自发地参与小组沟通,是因为他们有些特殊的困扰想通过小组沟通得以解决,如"我的病为什么总不见好?""他们的病为什么好得比我快?""我的病是否还有其他更好的办法治疗?"简言之,很多人通过小组沟通来更多地了解自己和周围的信息。

(二)口头沟通、书面沟通和电讯沟通

根据语言的表达形式,护理语言沟通分为口头沟通、书面沟通和电讯沟通,其中口头沟通在护理工作中应用最为广泛。

1. 口头沟通　口头沟通是指采用口头语言的形式进行沟通。这种沟通是人们最常用的交流方式。由于沟通双方都在彼此的视觉范围内,同处于一个空间,可以借助身体、表情、手势等非语言沟通方式的帮助,使沟通双方尽可能准确、完整地表达和理解各自的意思,使沟通达到或基本达到预期的目的。口头语言沟通具有亲切、生动、交流反馈快、弹性大、双向性和灵活性等优点,缺点是难以备查和不严谨。

交谈是护理工作中最主要的语言沟通方式,我们常说的口头语言沟通即指交谈。如护士收集资料进行护理评估、确定护理目标、制定护理计划、实施护理措施时都需要与患者交谈。另外,为了解决患者的健康问题,护士还需要与医师、检验师、营养师、患者家属及亲友等进行交谈以完成护理任务,达到护理目标。

2. 书面沟通　书面沟通是指运用文字进行的信息传递。书面沟通包括护理文书、医嘱、

病历、诊断报告、合同、信件、写作、阅读、通知、期刊、报纸等,书面沟通具有比较正式、准确、可备查、权威性强等优点,缺点是费时费力、缺乏反馈、灵活性差。

3. 电讯沟通 电讯沟通是指通过电子媒介进行的沟通,包括电话、网络沟通等。由于通过电子媒介,所以不算口头沟通,也不完全属于书面沟通。其中电话沟通偏重于口头沟通,电子邮件偏重于书面沟通,而上网聊天则介乎两者之间。

随着电子科技的飞速发展,电讯沟通越来越方便,也越来越普遍,电话沟通和网络沟通发展很快。随着计算机和网络技术的日新月异,网络人际沟通传播的方式也越来越多样化,主要有电子邮件、网聊、微博、远程会诊、医院信息系统等方式。护理人员对患者的健康指导,患者向护理人员进行疾病或心理咨询,医护工作者之间的交流在许多情况下是用电讯沟通的方式进行的。由于沟通的空间扩大了许多倍,使沟通变得愈加方便。

第二节 护理人员应具备的语言修养和沟通技巧

语言可以反映出一个人的文化素养和精神风貌,无疑也是护士综合素质的外在表现。护理人员在工作中,经常与众多不同年龄、性别、职业、社会地位、文化修养的人打交道,其语言修养和沟通技巧不仅会影响护士的人际关系,也关系到护士在人们心目中的形象。作为护理人员,不仅需要掌握扎实的专业知识和技能,更要具备一定的语言修养、人际沟通的能力和技巧。

重点提示

①护理人员应具备的语言修养;②护理人员应具备的沟通技巧;③护理工作中的礼貌用语和用语禁忌。

小故事

美国俄克拉荷马州的乔治·强斯顿是一家建筑公司的安全检查员,检查工地上的工人有没有戴上安全帽,是强斯顿的职责之一。据他报道,每当发现有工人在工作时不戴安全帽,他便会用职位上的权威要求工人改正。其结果是,受指正的工人常显得不悦,而且等他一离开,就又把帽子拿掉。后来强斯顿改变管理方式。再看见有工人不戴安全帽时,他便问是否帽子戴起来不舒服,或是帽子尺寸不合适,并且用愉快的声调提醒工人戴安全帽的重要性,然后要求他们在工作时最好戴上。这样的效果果然比以前好得多,也没有工人显得不高兴了。

一、护理人员应具备的语言修养

护理人员良好的语言修养有利于赢得患者的尊重,对其产生信任感,有利于护患的沟通交流,有利于护理目标的实现。因此,护理人员的语言修养甚为重要。

（一）语言的规范性

1. **语义要准确**　护士在语言沟通时要注意表达意思准确、不含糊。若护士的语言表述含糊，定义不准，就会影响信息传播的准确性，影响治疗效果。收到的信息与发出的信息相同时，沟通才是有效的。人们用语言表达某一事物时，含义准确才能正确传递信息。语言学家格拉西安指出"说得恰当要比说得漂亮更好"。因此，护士在与患者沟通时，应用词准确、恰当，简洁明了。

2. **语音要清晰**　语言本身是声音的组合，说话是让他人听的。要想顺畅地交流信息、沟通思想感情，首先要让对方听得清、听得懂。因此，护理人员应讲普通话，要注意训练自己的语音，力求发音正确、吐字清晰。

3. **语法要规范**　护理语言是具有特色鲜明的职业性语言，规范性是区别于其他语境的一个明显特征，科学性、准确性、逻辑性、专业性的统一构成了护理语言规范的体系和模式。语言要符合语法要求，不能任意省略颠倒。如患者液体快输完了，巡视病房的护士对治疗护士喊叫"小张快来，3 床快完了！"让他人听到虚惊一场。作为护士，还要特别注意语法的系统性和逻辑性，不论是向患者或家属交代事情，还是报告工作，反映病情，都应把一件事情的发生、经过、变化、结局说明白，不能颠三倒四，东拉西扯。

4. **表述要口语化**　护理人员与患者进行交流时应尽量使用患者通俗易懂的口语化语言，避免因使用患者难以理解的医学术语或医院常用的省略语而引起误解。举例如下。

护士："你有无尿路刺激症状？"

患者："什么叫尿路刺激症状？"

护士："就是尿频、尿急、尿痛嘛！"

患者："什么叫尿频？"

护士："就是排尿次数多。"

患者："什么样是次数多？"

护理人员还要熟悉当地常用的一些方言，以减少交流中的困难，方便与患者交流信息和沟通思想感情。

（二）语言的治疗性

语言是神经系统的特殊刺激物，具有暗示和治疗功能，影响着人的健康。护理人员良好的语言能给患者带来温暖，帮助患者树立战胜疾病的信心，从而促进治疗。而刺激性语言则会扰乱患者的情绪，甚至引起病情恶化。正像西方医学之父希波克拉底所说："医学，有两件东西可以治病，一是语言，一是药物。"因此，护士在与患者沟通时，应时刻注意如何增强语言的治疗作用。护士在患者面前的每一句话都应该是礼貌、诚挚、关心、体贴的，每一句话都应该对患者的康复起到良性影响，为患者创造一个利于康复的良好环境，以达到治疗目的。护士的语言只能治病，不可致病。

（三）语言的原则性

大医孙思邈曾说过："人命至重，贵于千金，一方济之，德逾于此。"医护工作责任重大，一言一行都需谨慎。因此，在护理实践中，护患沟通要遵循一定的原则，如以患者为中心，以目标为导向的原则；平等尊重，亲切友好的原则；因人而异，灵活应变的原则；适当保密的原则等。

（四）语言的保护性

从医学伦理学和法律的角度，护士对患者的病情应当实话实说，这是患者知情权的体现。通常情况下,医务人员应当实事求是地向患者说明病情,解释检查结果,这是医务人员的义务。但是有时直言相告反而会增加患者的心理负担,产生严重的负面作用。比如,对心理脆弱难以治愈的重病患者,如果用生硬直接的语言将实际病情告诉患者,很有可能引起患者强烈的心理负担甚至会导致心理崩溃,有的患者会采取自伤、自残和自杀等极端行为。对于此类患者,护理人员特别要采用保护性沟通手段。要言语委婉、避重就轻、含蓄地告诉患者的病情,切忌不分场合、不分青红皂白地如实告知。有时一定程度的善意欺骗可能更有利于患者的治疗。

(五)语言的幽默性

医护场所的环境严肃、拘谨,常易造成患者的紧张、焦虑甚至恐惧等不良情绪,影响沟通效果。所以,在护理沟通中适当引入某些轻松风趣幽默的言语,可以缓解患者的不良情绪,愉悦患者身心,增强沟通效果。恰当地运用幽默的表达方式,既能有效表达护理意图,又能调动患者的积极情绪,取得事半功倍之效。但是由于护理语言的特殊性,要特别注意避免滥用玩笑,防止给人以浮躁、滑头的感觉,甚至于弄巧成拙。

知识链接

语言沟通的基本要求

言之有礼:沟通中用语要讲究礼貌、礼节、礼仪。

言之有的:要根据谈话的目的宗旨,紧扣主题;要针对谈话对象的特点,因人施语。

言之有益:沟通的语言要对患者的治疗和健康有益。

言之有物:讲话内容要具体而充实,切莫空洞无物。

言之有理:谈话内容要有理、有据、有情,合乎逻辑。

言之有度:沟通时语言、表情、动作要掌握好分寸,力求谦恭得体,自然大方。

言之有序:做到"众理虽繁,而无倒置之乖;群言虽多,而无棼丝之乱。"

二、护理人员应具备的沟通技巧

有效的交谈技巧是建立良好护患人际关系的基础。护士掌握一定的语言沟通技巧,有助于成功地与患者进行交流,建立有效沟通,及时满足患者的身心需要,使患者早日康复。

(一)开场的技巧

俗话说"万事开头难"。一个合适的开场白总能为你的人际关系洒上一缕阳光,温暖彼此的心。护患间的语言沟通也是如此,开场的好坏是决定沟通是否顺利进行,能否达到沟通目的的关键因素之一。

"良好的开端是成功的一半"。患者对护理人员的第一印象对护患关系及护患沟通的结果有很大影响。如果护理人员在沟通之初能营造出一个温馨的氛围以及表示接受的态度,会使患者开放自己并坦率地表达自己的思想情感,使沟通顺利进行。因此护理人员在沟通开始时应注意提供支持性语言,真诚地关心患者,以信任和理解来减轻患者的焦虑,这样沟通比较容易开始。

首先,护理人员应有礼貌地称呼对方,介绍自己。其次,应向患者说明本次沟通的目的和大致需要的时间,告诉患者沟通中收集资料的目的是为了制定护理计划,告诉患者在沟通过程中,希望他随时提问和澄清疑问。

年轻护士,特别是护生,由于生活阅历浅,常因缺乏开场的艺术,难以找到合适的话题而不愿意与患者沟通。如何比较自然地开始交谈,可根据不同情况采取不同的方式,关键是找到合适话题的切入点。

恰当的开场技巧既可以使患者感受到护士的关心爱护,又可以使患者自然放松,消除紧张戒备的心理,此时便可自然地转入主题。相反,若护士一见面就说"你看上去没什么病似的,怎么来医院的? 说说,你哪儿不好?"这样的开场话可能给患者以不良刺激。

开场的使用一定要注意符合情境习惯,不可随心所欲。如中国人见面常问:"您正忙什么呢?"这其实只是一种形式上的问候,回答与否并不重要,但是在西方则被看作:不是闲得无聊,就是有意窥探别人隐私。因此,护士在涉外病房工作,与外籍患者交谈时要注意做到"七不问",即不问年龄、不问婚姻、不问收入、不问住址、不问经历、不问工作、不问信仰,否则会引起不必要的误会。如因护理需要,确实需患者提供其中某些信息时,要向患者说明原因。

知识链接

开场方式

1. 问候式　如"您今天感觉怎样?""昨晚睡得好吗?""你觉得饭菜合口味吗?"

2. 关心式　如"这两天来冷空气了,添点衣服,别着凉了。""您想起床活动吗? 等会儿我扶您走走。"

3. 夸赞式　如"您今天气色真不错。""您真不简单,能读懂这么难的书。""您的手真巧。"

4. 言他式　如"这束花真漂亮,是您爱人刚送来的吧。""您的化验结果明天才能出来。"

(二)提问的技巧

提问是收集信息和核对信息的重要方式,也是使沟通能够围绕主题持续进行的基本方法。护理人员恰当地提出问题,能够引导、鼓励患者提供正确、有效的信息,有助于护理人员准确收集或核对资料,科学进行护理评估,有助于护患之间和谐关系的建立。

1. 提问的形式　提问一般分为封闭式提问和开放式提问两种类型。

(1)封闭式提问:又称限制性提问或有方向性提问:封闭式提问是一种将被提问者的应答限制在特定范围内的提问方式,只要求应答者回答"是"或"不是","有"或"没有"等。优点是患者能直接坦率地做出回答,护士因此可以在短时间内获得大量信息。如对一位刚入院的患者采用这种提问方式,很快就可以了解到患者的年龄、职业、文化程度、婚姻状况以及既往病史等,时间效率很高。缺点是患者回答问题的自由空间小,限制了对方的思路和自我表达,缺乏自主性,不利于沟通的发展和深入进行。

(2)开放式提问:又称敞开式提问或无方向性提问:开放式提问是一种不限制回答者应答范围的提问方式,常用"为什么"、"能否"等提问词语。如:"明天您就要动手术了,您有什么想法和要求吗？我们会尽力帮助您的。"但提问并非随意提问,所提的问题都要围绕主题展开,从多种渠道求证。优点是可引导对方开阔思路,鼓励其说出自己的观点、意见和感受,有利于更多地了解患者的想法、情感与行为,谈话进一步深入。缺点是易偏离主题,耗时较长。

2. 提问的技巧　提问时应注意以下常用的技巧。

(1)善于组织提问内容:应紧紧围绕主题提问,不要漫无边际地提问。提问的内容应与患者的理解水平相适应,注意少而精,并尽量将医学术语解释清楚。

(2)选择提问的时机:在交谈中遇到某一问题未能获得明确回答时,应耐心等待,在对方充分表达的基础上把握提问的时机,避免过早提问打断对方思路而显得没有礼貌或过晚提问产生误解。

(3)注意提问的语气、语调、句式:提问也可以说是询问,不应是冰冷的、突如其来的,提问时应注意语气柔和、语调适中、句式协调,否则很容易引起患者的反感,影响沟通效果。如护理人员询问患者:"您感觉哪里不舒服?"这样的问话会让患者感觉较温暖;"肚子痛啊? 没办法,忍忍吧!"这种态度就让患者感觉不舒服。

(4)避免诱导式提问:诱导式的提问难以收集到真实资料,因为患者在提问者的诱导下,或者为了迎合提问者的心意而说出非真实情况。要避免提问一些不愉快的问题,更不要借助提问强迫患者接受自己的观点。

(三) 倾听的技巧

倾听是指沟通者全神贯注地接收和感受交谈对象所发出的各种信息(包括语言和非语言信息),对信息全面理解并做出积极反应的过程。良好的倾听是高效沟通的基础,善于沟通的人首先一定是个善于倾听的人。《语言的突破》一书的作者戴尔·卡耐基曾经说过:"当对方尚未言尽时,你说什么都无济于事。"这句话告诉我们,无论是想和他人进行良好的沟通,还是想有力地说服他人,首先我们要学会耐心而积极地倾听别人的话语。那么,怎样才能成为一名积极的倾听者呢? 护理人员在护患沟通中应努力做到以下几点。

1. 控制干扰　护士要做好充分准备,安排合适的时间、场所去倾听患者说话,尽可能地排除外界干扰。

2. 慎重判断　不要表现出冷淡或不耐烦,不要随意打断患者的讲话,可进行适时、适度的提问,但不要妄加评论和争论,不要急于做出判断,要耐心地将患者的讲话听完整,以全面完整地掌握情况。

3. 专心倾听　集中精力,不让无谓的事情打断注意力,把注意力集中于说话人的身上,要专心致志。忌"左耳进,右耳出"。专注不仅要用耳,而且要用全部身心,不仅是对声音的吸收,更是对意义的理解。

4. 综合信息　护士要综合患者表达的各种信息,注意患者所表达的非语言信息,善于理解其言外之意、弦外之音,知悉患者谈话的主题,了解其真实思想观念。

歌德说:"对别人述说自己,这是一种天性;认真对待别人向你叙述他自己的事,这是一种教养。"

知识链接

解析繁体字"聽"

"听"字的汉语繁体字是象形字,"聽"字里有一个"耳"字,说明听是用耳朵去听的;听字的下面有一个"心"字,说明倾听时要用心去听;听字里有一个"目"字,说明你听时要看着别人的眼睛听;在"耳"的旁边还有一个"王"字,"王"字代表把说话的那个人当成是王对待。

从"听"字的繁体字中可以看出,倾听时不仅要用"耳朵",还要用"心"、用"眼睛",更重要的是要把与你交谈的人当成是帝王,充分地尊重他,认真地听。

(四)反应的技巧

沟通过程中的反应是指护理人员接收到患者的信息后所表现出的态度、意见或行为。反应是护理人员表明自己关注患者讲话的一种方式,它伴随倾听过程的始终。

1. 良好的反应　交谈时护理人员良好的反应让患者感到安慰、有希望,树立信心,感到护士对自己是尊重和重视的。具体应注意以下几点。

(1)保持思维同步:即护士的思维和反馈速度要与患者的谈话速度保持同步,既不超前,也不落后。如果护士注意力不集中,交谈时常让患者重复谈话内容,既耽误时间,又显示对患者不尊重,伤害了患者的自尊心,最终将失去患者的信任,不利于良好护患关系的建立。

(2)不要急于定论:一般人很少在谈话之初就说出重点问题,通常需要时间去思考要说话的内容,以表达出令其困扰的主要问题。所以,一个优秀的交谈者应该尽可能倾听对方的全部谈话内容,在尚未明白对方思想、真正把握对方的感受之前不要急于定论,否则沟通难以成功。

(3)语言具体明确:患者在倾诉的过程中可能会提出一些疑问,护理人员对疑问的回答应具体明确。如"根据你的情况,你要注意调节饮食,多吃点有营养、易消化的食物,晚上注意早点休息,不要熬夜。既然已经来到医院,就请安心静养。"一般这样的回答,可使患者的情绪稳定下来。

(4)不做虚假保证:过于肯定、热情的许诺虽然能鼓舞患者,但也容易使其产生疑虑,增加心理负担,甚至埋下护患纠纷的隐患。因此护士应注意把握谈话的分寸,不做虚假保证。

2. 不当的反应　在护患沟通过程中,不当的反应有如下几种。

(1)过于抽象和一般的回答:如"你说的情况我们再研究研究。"或"你放心,你的病不要紧,很快就会好的。"

(2)过于直率和不适当的坦诚:如"你的病看来很重,不一定能治好,你要有思想准备。""你的病我们这里没有办法,你再到别处治治吧!"

(3)过于肯定而不留余地:如"你的病不出半个月就能治好!"

(4)过于超前和过分的反应:如当新入院老年患者向护士诉说其对住院治疗的担心时,护士在彼此不熟悉的情况下说:"你住进医院,我们就是一家人,您就是我的长辈,我就是您的女儿。"这种过分热情和超前的语言,对于一个刚入院的陌生患者就显得虚假,不真实。

(五)移情的技巧

移情是指在关注和主动倾听的基础上,尽力理解和接受对方的感受和体验,并做出恰当的言语反应。移情是从他人的角度观察世界。即设身处地站在对方的位置,从对方的角度认识问题,确切理解对方的感受。如果一个人不能很好地理解他人,体验他人的真实情感,就无法使自己的交往行为具有合理性和应对性。因此,移情是人们内心世界相互沟通的情感纽带,是建立护患关系的基础。

1. 移情在护患沟通中的作用

(1)移情有助于患者自我价值的保护:在医院里患者有很多心理和生理的需要,其中最强烈的社会心理需要就是被人理解和尊重。但是,医疗护理机构的非人格性质使患者的这种需要很难实现。许多客观因素(如可利用的时间、先进的技术、人员短缺、讲究效率等)妨碍了医护人员给患者以必要的关心。因此,护理人员表达移情可帮助患者满足他们的心理需求,使患者摆脱那种生病时常有的被否认、被孤立的感觉,让患者感到自己的存在价值,感到与他人和社会的联系,可增加患者的自尊感,减轻孤独的感觉。

(2)移情有助于提高患者的自我控制能力:住院期间的患者都要面对疾病产生的痛苦,心理压力较大。尤其病情严重时,言语、行为常常过于激动。如果护理人员移情地倾听患者的诉说,有助于患者通过表达自我感受进行自我调节,减轻心理负担,减少患者对他人的依赖感,提高自我控制能力。

(3)移情有助于提高护患沟通的准确性:在护患沟通中,如果护士不能很好地理解患者、体验患者的真情实感,设身处地为患者着想,就很难使自己与患者的交往行为具有合理性与应对性,就不能真正体现"以患者为中心,为患者服务"的工作目标和要求。护理人员只有通过移情,在体验到患者情感状态的前提下,才能准确地理解患者传递的信息。如作为家长,如果能够很好地体会到孩子考试失败后害怕被责骂的心理,就能够理解为什么孩子的目光总躲着自己,并且不愿意和家长在一起;作为护理人员,如果能够很好地体会到患者患病后的心情,就不会责怪患者有时表情冷漠,顾虑重重或说话简单生硬了。

2. 移情的层次 护理人员的移情包括 3 个层次:①让患者感觉到你的关注与聆听;②意识到自己该做出什么样的反应;③准确的表达这种反应。表达公式为:"因为……所以你觉得……"如"因为治疗有进展,所以你很高兴。"

3. 移情的注意事项 护士与患者沟通中的移情应注意以下几点。

(1)清除头脑中的私心杂念,以热情和真诚的态度关注患者:护理人员可以自问:"对方想对我表达什么思想?对方的目的是什么?"利用观察、语言表达和非语言行为来了解对方的想法和感觉,理解患者的语言和非语言信息。

(2)作出准确移情反应:用心体验、准确表达出对方的感觉和体验,不能夸大或缩小对方的感情,让患者所言所行的细微差别和强烈程度都能够表达出来。

(3)移情不等于同情:生活中这两个词常被互用,但它们的含义有着根本的区别:同情是对他人的关心、担忧和怜悯,是面对他人困境时自我情感的表现。而移情是从他人的角度感受和理解他人的感情,是分享他人的感情而不是表达自我情感。作为护理人员,移情的焦点是患者,是从患者的角度来观察世界、看待人生。

(4)检验移情反应是否有效:护理人员可通过反应、复述、澄清等沟通技巧来证实自己的感觉是否正确,移情的表达是否恰当。

(六)阐释的技巧

阐释即阐述并解释观点。患者来到医院会有很多问题或疑虑希望得到医护人员的解答,如诊断、治疗的反应,病情的严重程度,预后及各种注意事项等,这就需要护士运用阐释技巧予以解释,为患者提供新的思维方法,使其重新认识问题,从疑虑困惑中走出来。其实,这种阐释也是一种开诚布公,更是一种直截了当的沟通过程。

1. 阐释的应用 ①解答患者的各种疑问,消除不必要的顾虑和误解;②护士在进行护理操作时,向患者阐述并解释该项护理操作的目的、注意事项等;③护士以患者的陈述为依据,提出一些看法和解释,以帮助患者更好地面对或处理自己所遇到的问题;④针对患者存在的问题提出建议和指导。

阐释较多地用于治疗性沟通中。如某位冠心病患者得知诊断结果后认为冠心病不能治愈,悲观绝望,灰心焦虑,思想负担沉重,怕这怕那,尤其怕突然死亡而不敢活动。护士在了解了患者的思想后,在对患者的心情表示理解的基础上,向患者进一步阐释了冠心病的发病机制和治疗方法,指出其存在的危险性,同时指出预防危险发生的措施,休息是相对的,活动是必要的,冠心病患者仍然可以在一定范围内正常生活和工作等。并与患者一起制定康复计划,使患者重新认识了疾病,纠正了原有的错误观点,积极投入到治疗和康复活动中。

2. 阐释的技巧

(1)尽可能全面地了解患者的基本情况。

(2)尽力理解患者发出的全部信息内容和情感。

(3)尽量避免用患者难以理解的医学术语。对难懂的医学术语,要深入浅出,用通俗易懂的语言阐述给患者,使患者易于理解。

(4)用委婉的语气向患者表明观点和态度。对护士的观点和做法,患者不一定完全赞成,患者有选择和拒绝的权利。如可用下列语言以求对方的反应:"我这样说对吗?""我的看法是……不知对不对?""你这样做行吗?"等。

(5)整个阐述过程要使患者感受到关心、关怀、诚恳、尊重。

(七)沉默的技巧

沉默是指沟通时倾听者对讲话者在一定时间内不做语言回应的一种沟通技巧。表面上看沉默没有声音,但实际上是声音的延续与升华,是一种超越语言的沟通方式。人们常说"沉默是金"。

小 故 事

有一位母亲为与上小学的儿子不能有效沟通而感到非常苦恼。她苦口婆心地与他谈,却总没有什么效果。这一天儿子在学校又惹了事,母亲却突然喉咙发炎失了声。当她拉着儿子的手与他面对面坐下时,她急啊,气啊,可是一句话也说不出,只能紧紧地将儿子的手久久地握在自己手心里。第二天,儿子对母亲说:"妈妈,你昨天什么都没说,但我全明白了。"这就是"于无声处"的寓意。出乎意料的结果让母亲热泪盈眶。

---

1. 沉默的意义 从表面上看沉默是声音的空白,但实际上是内容的延伸与升华。沉默既可以是无言的赞美,也可以是无声的抗议;既可以是欣然默认,也可以是保留己见;既可以是威严的震慑,也可以是心虚的流露;既可以是毫无主见,附和众意的表示,也可以是决心已定,不达目的决不罢休的标志。当然,在一定的语境中,沉默的语义是明确的。

在护患沟通过程中,护理人员适当的沉默可以表达深切的尊重和同感,也可以给护患双方创造思考和梳理、调整思绪的机会。当护士以温暖、平和的神态沉默时,对患者来讲是一种无声的安慰,会令患者感到亲切、善解人意,起到无声胜有声的作用。

小 故 事

某电视台拍摄军队专题片,解说词几经修改都不尽如人意,好不容易才定稿。播出当日,荧屏上的军人方阵动作整齐划一,刚劲有力,由于技术缘故,录制好的充满激情的解说词没有播出来,只剩下"嚓…嚓…"的脚步声,声音是如此的统一而坚实,充分展现了当代军人的英雄形象,当即获得专家与观众的强烈反响:怎么想出来的,绝了!

显而易见,恰到好处地运用沉默,可以达到"此时无声胜有声"的效果。

---

2. 沉默的作用 在护患沟通过程中,选择适当时机使用沉默的技巧,常可以取得如下作用:①给患者思考时间和回顾他所需要的信息或资料;②给护士一定的时间去组织进一步的提问及记录资料;③使患者感到护士是在真正用心倾听;④有助于患者宣泄自己的情感,使患者感到你能理解他的情感,他的愿望得到尊重。

当患者因情绪遭受打击而哭泣时,护士保持沉默是很重要的,让患者将不愉快情绪尽情宣泄。如果护士过早打破沉默,可能会影响患者内心强烈情绪的表达,使得他们可能压抑自己的情感,而以不健康的方式将其宣泄出来。

许多护士在患者面前沉默时可能感到不自在,但作为帮助者的护士,又必须学会使用沉默的技巧,能适应沉默的气氛。不要认为在沟通的所有时间里都必须说话。此外,护士也要尊重患者保持沉默的权利,护士可以对患者说:"您不想说话,您可以不说。您如果不介意,我愿意在这里陪您待一会。"

3. 沉默的注意事项 护理人员在运用沉默技巧时,应注意以下几点。

(1)鉴别沉默的性质:不要担心沟通过程中出现的沉默,当患者沉默时,要学会鉴别患者是思考性的沉默还是对抗性的沉默,以便采取不同的应对策略。

(2)掌握沉默的时机:尤其是患者在情绪激动时的言语,护士恰当地运用沉默,会让患者感觉到护士是在认真地倾听,在体会和理解他的心情,与其"心有戚戚"。

(3)配合非语言沟通:沉默的同时可以用眼神、点头等动作鼓励患者整理思绪,选择措辞,继续倾诉。

(4)把握沉默的时间:过长的沉默会产生凝重的"沉闷",令人尴尬、茫然不知所措,患者可能会有一种不被尊重的屈辱感,会严重破坏护患关系;过短的沉默则可能打乱患者的思考,阻碍有效沟通。

护理人员要善于把握沉默的时间,在适当的时候打破沉默。让患者感觉到你在认真体会他的心情而不是走神想其他的事情。打破沉默可用如下方法:"您是不是还有话想说? (稍作停顿)如果没有,我想和您再讨论一下手术后的其他问题。""您怎么不说话了? 您能告诉我,您现在正在想什么吗?"当患者在话说到一半突然停下来时,护士可以说:"后来呢?""还有呢?"或重复其在前面所说的最后一句话来引导患者继续说下去。

(八)鼓励的技巧

在护患沟通中仅仅是积极地倾听是不够的,还要鼓励患者表达或进一步说下去。正确地启发和恰当地鼓励更能达到目的。护患沟通中适时的鼓励对患者来说是一种心理支持，对调动患者的积极性，增强抗争疾病的信心非常重要。护理人员可以根据不同情况鼓励患者对疾病的预后充满信心，激发起战胜疾病的坚强意志。

如对新入院的患者说："您要有信心，我们这里经常治这种病，老李的病比您重得多现在都好转了，只要您配合治疗，您的病情也非常有希望好转！"对病程中期的患者则说："治病总得有个过程，贵在坚持！"对即将出院的患者可以说："出院后要稍加休息，您肯定还能做好原来的工作！"

三、护理工作中的礼貌用语

"良言一句三冬暖，恶语伤人六月寒。"傲慢无礼的言语常会伤害对方的感情，而文明礼貌的言语常使人如沐春风。随着人们物质生活水平的提高，社会对文化和精神修养越来越重视。礼貌语言是文化修养和精神文明的体现，护理人员语言的文明程度反映护士的素质和修养。护士在临床观察和护理时，离不开与患者语言的沟通。常言道："赠人以言重于珠玉，伤人以言重于剑戟。"护理人员美好的语言可对患者的治疗产生积极作用，因此护理人员应尊重患者，多说文明礼貌的语言、多用体贴关怀的态度调节患者的情绪，要"请"字当先，"谢"不离口，常说"对不起"。避免使用刺激性和破坏性语言，以免加重患者的心理负担，使病情恶化，而导致护患关系紧张。

为表示护士对患者人格的尊重，护理服务中要努力做到"七声"：患者初到有迎声，进行治疗有称呼声，操作失误有歉声，患者合作有谢声，遇到患者有询问声，接电话时有问候声，患者出院有送声。这些文明礼貌语言加上温柔的语调一出口，听起来使人感觉亲切自然，富有感染力。患者听后感到轻松愉快，有利于患者接受治疗和护理，同时使护患关系更亲近。

知识链接

护理人员常用的礼貌用语

您好！请坐！请走好！请稍后！对不起！没关系！别客气！

请问您哪儿不舒服，需要我帮助吗？

您有什么不清楚，我可以为您解释。请不要着急，慢慢讲！

别着急，我马上就来。对不起，让您久等了。请稍候片刻，我马上为您检查（治疗、办理）。

请依次排队等候。这是医院的规章制度，请您合作。

请不要着急，这样对您的康复不利。

实在对不起，今天机器坏了，我们正在抢修。

您提的意见很好，我们一定会认真改进的。

感谢您对我们工作的理解和支持。请多提宝贵意见。祝您早日康复！

四、护理工作中的用语禁忌

护士要注意语言沟通中的用语禁忌。

1. **过多使用专业术语** 使用专业术语过多会使患者理解困难,产生沟通障碍。如护士对某位服用强心类药物的肾炎患者进行症状评估,护士询问其有无不良反应时,如果问"您有黄视和绿视吗?"患者就很难理解;如果说"您觉得看东西是黄颜色或者是绿颜色吗?""您眼前发黄发绿吗?"患者就容易理解。

2. **说话含糊其辞** 对患者的询问闪烁其词,含含糊糊,这会影响信息的准确性,增加患者的疑虑,加重思想负担。如"我不清楚,你问医生去吧!"

3. **语调冷漠** 语调生硬冷漠,对患者缺乏必要的解释和说明,会使患者处于拘谨、压抑的状态,不利于其身体的康复。如"做有危险,不做也有危险,你自己看着办吧!"就是冷漠不负责任的回答。

4. **语速不当** 语速过快会影响语言的清晰度,使患者听不清、记不住;语速过慢又常造成患者的疑心,使其害怕病情被隐瞒,无端增加心理负担。

5. **方式欠灵活** 护理人员在沟通中采用的方式不能以人为本、因人而异,而是千人一律,导致沟通效果不理想。实际上不同性别、不同年龄、不同职业、不同心理状态、不同文化背景、不同民族的患者采用的沟通方式都不可能一样。如对待老人要关怀,温柔体贴,像亲人、儿女;对待少年儿童则要柔声细语,像姐姐、阿姨。

6. **态度不坦诚** 护理人员对患者不诚实,不守诺言,其结果是人为破坏了护患间的信任关系,影响了相互合作。

第三节 成功沟通的过程和要求

交谈是人与人之间面对面的互动,很多情境直接或间接地影响着谈话的效果。所以,在交谈过程中,要注意把握谈话的情境和内容,从而完成护理任务,达到护理目标。

> **重点提示**
>
> ①成功沟通的过程;②成功沟通的要求。

一、成功沟通的过程

一个成功沟通的过程通常要经过准备、启动、展开、结束 4 个阶段。

(一)准备阶段

护患沟通是一种有目的的专业性沟通。为了达到护理目的,使交谈获得成功,护理人员在沟通前应作充分的准备。

1. **资料准备** 在沟通之前首先要明确交谈的对象和沟通的目的,确定沟通的主要内容,准备相关资料。护士与患者交谈,要根据患者的病情和入院时间选择交谈的时间和内容。必要时可以列一份交谈提纲,使护患双方的沟通都能集中于同一主题,避免谈话时跑题,遗漏必须收集的资料。

2. **护士准备** 沟通前护理人员要做好形象上与心理上的准备。护士要衣着得体,举止端庄,态度和蔼,使患者感到受到尊重,产生信任感。还要收集了解一些有关该患者的信息,通过阅读病历了解患者的既往史、现病史、治疗过程、本次入院的原因、目前的健康状况,也可以向其他医务人员或患者家属了解一些情况。

3. **患者准备** 要从患者的身体状况考虑沟通的时间,尽量排除由于患者身体带来的一些不利影响因素。沟通前帮助患者解决口渴、排便、休息等问题。

4. **环境准备** 在进行有目的的信息性沟通、指导性沟通与治疗性沟通时,要尽量优化环境,增进沟通效果。首先要准备安静、舒适的环境,以免分散患者的注意力,收音机、电视机等音响要关掉,手机设置静音。其次要注意保护患者的隐私,关好门窗,遮挡好屏风。沟通时要避开治疗与护理的时间。沟通期间护士要谢绝会客。

(二)启动阶段

启动阶段是沟通双方形成"第一印象"的关键时期,故应以礼貌、热情的态度开始,可以使用一些问候、寒暄或是一些一般社交应酬的话把沟通启动起来。如"您好!""谢谢!""我是本科护士张小凤,请您多关照。""身体舒服些了吗?""请问您哪儿不舒服,需要我帮助吗?"这类话大家都很熟悉,无需多考虑,也不会因此而引起误会,是一种比较安全、轻松的"启动"方式。

1. **启动阶段的目的**

(1)通过初步沟通,给患者留下良好印象,建立彼此之间的了解与信任。

(2)通过一些轻松的话题,缓解患者的紧张与焦虑,调动起患者说话的热情,以便使双方交谈得以展开并顺利转入主题。

(3)通过初步沟通,了解患者的一些基本情况,以便在今后的交流中不触及患者的忌讳或隐私,从而避免尴尬,使谈话更加顺利和愉快。

(4)确立一个谈话的基调,即以什么样的身份、用什么样的态度和方式来与患者沟通。

2. **启动阶段的注意事项**

(1)问候语要符合情境习惯:问候要适度,不能随心所欲、漫无边际。一般有关婚姻、感情、收入、个人信仰的问题尽量不问,否则有窥探别人隐私的嫌疑,易引起患者反感。如果因护理工作确实需要患者提供某项敏感信息,应讲明原因。

(2)态度要自然温和:自然、温和、亲切的态度,容易取得患者的亲近和信任,从而建立融洽的关系,这是成功沟通的良好开端。

(3)要礼貌称呼:根据患者的年龄、性别、职务等有礼貌的称呼,可给人以尊重感和亲切感,缩短彼此的心理距离。

(4)要适可而止:启动的语言只是寒暄,是为了使谈话顺利导入主题,但不宜过多,不能无休止地"启动"下去,否则会耽误时间,影响主题的展开,达不到沟通的目的。

(5)调整好关系:护患双方应以一种平等的关系沟通交流信息,如果护理人员摆出一副高人一等、盛气凌人的架势,则会引起患者的逆反心理,影响有效的沟通。

(三)展开阶段

护理人员运用各种方法启动沟通后,就要考虑如何切入主题将沟通全面展开了,此时的护患沟通更多的是涉及疾病、健康、护理、环境等实质性问题。

1. **灵活运用各种沟通策略** 随着沟通的进行和深入,护理人员应根据实际情况灵活运用各种沟通策略和技巧。患者诉说时要全神贯注地倾听;对不清楚的地方可以采取恰当的方式提问;还要给予适时的反应;要不断站在患者的角度移情地理解患者的感受;在给患者进行治疗性操作或护理时,要耐心地对原理、目的、注意事项等进行阐释;经常性地鼓励患者与病魔做斗争,增强患者战胜疾病的信心;在患者悲伤或情绪不佳时可以采取适当的沉默使其安静下来。护士要熟知和掌握各种沟通策略和技巧,使其为成功的沟通服务。

2. 围绕主题达到沟通目的 在沟通过程中护理人员要设法营造和维持融洽、和谐的沟通气氛,按照护理目标引导交谈围绕主题进行,让患者毫无顾忌地将自己的真实想法、感受全部倾诉出来。此外,护士在沟通过程中可能会发现患者的某些新问题,这时应及时对谈话内容作适当调整,或改变原来的主题,了解一些新发生的问题,以便及时解决。沟通是一个随时变化、比较复杂的过程,所以要求护士应具有丰富的经验和良好的应变能力,及时巧妙地转换话题,同时护士还要具备高尚的职业道德修养,才能顺利达到沟通目的,获得所需的信息和资料。

(四) 结束阶段

在语言交流中,如何开始交谈和怎样结束交谈都是一种艺术。实践表明,在沟通过程中一个巧妙适宜的结束给人留下的将是留恋和美好的回忆,而一个不恰当的结尾给人留下的往往是失望和不快。

1. 把握时机,见好就收 护士与患者的每次沟通,都有一个很自然的终止点,即双方都感到话题说尽、目的达成之时,通常表现为一段时间的沉默。此时,护理人员要善于把握时机,见好就收,恰到好处地结束谈话,这是沟通中不可忽视的。

2. 言简意赅,重复要点 有时为了强调谈话内容的要点,使双方就谈话的主题达成明确一致的共识,在沟通结束时要言简意赅、突出重点地确认交谈的要点内容,顺利结束沟通,但切记不要太啰嗦。

3. 勿忘询问,客气结束 在谈话结束时,不要忘记询问对方还有没有其他想法和打算,该说的话是否说完。如问:"还有没有其他事情?"这样既可显示亲切、友好和对对方的关心,又可防止谈话内容遗漏。完成谈话目标后,为获得一个美好的沟通结局,护士要说必要的客气话,如"多谢您的配合!""给您添麻烦了!""有问题请找我"等。诚恳地道别,以建立友谊,为继续沟通打基础。最忌不辞而别,扭头就走。

4. 正式交谈,做好笔记 正式的护理专业性沟通,如询问病史、护理评估、护理诊断和治疗性沟通等,在结束后应补做笔记。如果需要在沟通中边谈边记,则应向患者做出必要的解释,以免患者不理解引起不必要的紧张。

一个正式的专业性沟通的完整过程要经历准备、启动、展开、结束4个阶段。一般非正式的沟通过程要简单一些,随机性要大一些,有时可能只有几句话或者是比较简单的问答,往往没有明确的阶段。护士在与患者进行沟通时要灵活运用沟通技巧,做到随机应变,不能机械僵化地拘泥于4个阶段的划分。

二、成功沟通的要求

(一) 沟通的影响因素

沟通效果的影响因素很多,如何做到有效沟通,与沟通双方的个人因素、沟通环境、沟通技巧等因素有关。

1. 个人因素

(1)生理因素:沟通者的生理因素会影响沟通的效果。年龄差距、性别差异,任何一方处于疲劳或疼痛状态,存在聋哑、失语等语言障碍时,对沟通者的心理、情绪、思维产生影响,从而不能开展有效沟通。

（2）情绪因素：任何一方在沟通时情绪处于焦虑、兴奋、压力过大、发怒、忧郁、激动等不稳定状态，都有可能出现逻辑混乱、词不达意、反馈不及时、非语言行为过多，对沟通效果产生不利影响。

（3）知识和经验因素：在信息沟通中如果双方生活阅历、经验多寡和知识水平差距较大，会造成沟通障碍，使用的语言不同以及对事物的理解不同也会对沟通造成影响。在现实生活中，信息沟通的双方往往依据过去的经验理解和处理信息，常使彼此的差距拉大，形成沟通障碍。

（4）社会因素：不同民族、种族、文化、信仰、职业和社会阶层的人，由于世界观、人生观、价值观、生活习俗习惯的不同，处理问题的方式方法差别较大，对沟通的有效性将产生影响。

2. 环境因素

（1）噪声：邻街的车辆声、电话声、门窗撞击声以及与沟通无关的谈笑声等嘈杂的环境会影响沟通的有效进行。

（2）隐秘性：在护患沟通中，可能会涉及患者的隐私，患者不希望他人知晓，护士应考虑到环境的隐秘性是否良好。

（3）交谈距离：在社会交往中，人们根据关系的远近有意识或无意识地保持一定距离，当个人的空间与领地受到限制或威胁时，人们会产生防御性反应，从而降低交流的有效性。

（4）氛围：在医院肃穆的环境中进行护患沟通，病人身处冷色调的病室，面对身着白色工作服的护士，会产生受压抑的心理，从而限制和影响护患间的沟通。

（二）沟通的策略

1. 充分了解患者　护士应在以下 3 方面充分了解患者，做到心中有数：①患者所从事的职业和文化水平；②患者的性格特点；③患者的处境、心境或思想动向。

2. 提供适宜的环境　护士应尽力给患者提供适宜的环境，使患者在身体上及社会心理上感到舒适。如适宜的温度和湿度、适度的病室采光、安静无噪声的病区、营养合理且又能引起食欲的饮食、有效而放松的睡眠等。

3. 把握恰当的沟通时机　护士应细心观察，选择在患者精神状态良好、安全并产生沟通愿望的时候进行沟通；结束沟通时更要把握时机，在达成沟通目的后适时结束。

4. 真诚坦率的态度　护士应以真诚、坦率的态度对待患者，如实向患者介绍病情，诚恳地解答患者的疑虑和困惑。在护患关系中，真诚并不意味着不加考虑地向患者或同事倾诉所有的情感和想法，而是自信而巧妙地向他人真诚地表达真实情感。

5. 尊重和理解　护理人员在与患者沟通时，不论患者的社会地位高低、年龄大小、病情轻重、容貌美丑、关系亲疏、经济贫富等，都要一视同仁，平等待人。护士可以利用观察、语言表达和非语言行为等来了解患者的经验和感觉，然后利用反应、复述、澄清等有效的沟通技巧来证实自己的感觉是否正确。如果患者感受到尊重和理解，沟通的愿望会提高。

6. 积极地倾听、敏锐地询问　护士认真而积极的倾听是鼓励患者交谈的动力。关注患者，敏锐地询问患者的行动、声音或姿态所代表的意义是很重要的，护士借此可以更清楚地了解患者的状态。

7. 适当的保密　不可以将有关患者的重要的或隐私性的事情传播给与治疗和护理无关的人员。护理人员必须恪守对患者的承诺，对患者的隐私保密等。

8. 非语言信息的运用　护士的姿态、表情、语调能够传达出对患者的关心程度和对谈话的关注程度。患者的表情、目光、动作也透露出更真实的信息。

三、模 拟 训 练

学生两人一组,一个扮演护士,一个扮演患者,模拟在医院中护士与患者交流,了解患者的一般情况、病情、治疗、护理情况、心理状态、对医疗护理的要求等。要求初步体会护患沟通策略的运用,进一步掌握护理语言沟通的表达方法。

讨论与思考

1. 结合实际谈谈你在日常学习、生活中是如何运用语言沟通手段的?
2. 如何提高自己的语言修养?

（丁宏伟）

第 *9* 章

护理工作中的非语言沟通

学习要点

1. 非语言沟通的概念、特点和作用
2. 非语言沟通的形式及应用
3. 非语言沟通的策略

案例分析

小郑是新上任的护士长,平时工作积极主动,办事效率高。这天小郑刚上班,电话铃就响了,小郑一边接听电话一边记录,这时患者老赵走到护士站,想要询问自己的病情,而小郑接完电话后又往外拨电话。好不容易等到打完电话,老赵准备和她讲话,她头也不抬,一脸严肃地问他有什么事,老赵刚要回答,小郑又忙着接听下一个电话。

分析:

1. 小郑对待老赵的事情上有什么不妥?
2. 正确的处理方式是什么?

非语言符号是人际沟通的另一重要手段。非语言沟通在临床护理工作中具有十分重要的作用。护理工作的对象基本上都是患者,部分患者在某种情况下甚至不能用语言表达个人的愿望和感受,这就需要护士能充分了解和掌握非语言沟通的特点、规律及作用,能够更好地利用非语言沟通的交流形式,从中理解患者,为患者提供合理有效的护理服务,提高护理质量,减少医疗纠纷。

第一节 非语言沟通的概念、特点和作用

随着医学模式的转变及心理学、行为学、社会学研究的不断深入,沟通技巧在护患沟通中的作用越来越受到人们的重视。非语言沟通具有较强的表现力,又可跨越语言不通的障碍,因

此,非语言沟通在护患交往中占有非常重要的地位。

重点提示

①非语言沟通的概念;②非语言沟通的特点;③非语言沟通的作用。

一、非语言沟通的概念

非语言沟通是指通过某些非语言符号进行的信息交流。人的仪表、服饰、动作、语气、语调、表情、触摸、空间、时间等非语言符号都能承载一定的信息而成为人际沟通的载体。如一个人眉开眼笑、手舞足蹈表示兴奋与快乐,痛哭流涕、捶胸顿足则表示悲伤难过;宴席上主人频频举杯敬酒是对客人的尊敬与欢迎;久别的朋友相见时紧紧拥抱表示两人之间深厚的情谊。

非语言沟通在人际交往中有十分重要的作用。当你与他人面对面沟通时,也许你并没有说什么,但你的面部表情、行为举止、仪表风度、人际距离等,无不向他人传递着各种信息。

在护理工作中,非语言沟通显得更为重要。护士要善于观察和理解患者的非语言行为,从患者的面部表情、身体姿势等洞察他们的内心感受,从而获得真实的信息。在某些特殊情况下,非语言沟通是护患交流信息的唯一办法。如使用呼吸机的患者不能用语言向医护人员表达感受,只能通过目光、表情、姿势等来传递自己的想法;对于不会说话的婴儿,有经验的护士常常可以从婴儿啼哭声调的高低、节奏的快慢、哭声的大小来判断患儿是否出现某些病情变化或生理需要。

二、非语言沟通的特点

(一)广泛性

非语言沟通的运用是极为广泛的,即使是在语言差异很大的情境中,人们也可以通过非语言信息了解对方的感觉和想法,实现有效的沟通。无论哪一个国家,哪一个民族,无论男女老少,都可以用同样的非语言符号来表达同一种情感。如世界各地表示喜怒哀乐的表情差别不大,人们基本上都是用笑来表达高兴和喜悦的心情,用哭来表达痛苦和悲伤的心情。

(二)差异性

非语言沟通的运用,在很大程度上受种族、地域、历史、文化、风俗习惯等影响,形成了很大差异。如同样是用拇指和示指构成的"OK"手势,在中国和法国表示零,在美国和英国等英语国家表示赞同、许可,在日本表示金钱,在巴西和德国则表示粗俗、下流,而在地中海国家常暗示男同性恋者。又如一些国家亲吻、拥抱是常用的问候形式,而在我国这种行为很少使用或不被接受。在中国当人们见面时,如果男士主动亲吻女士的手,肯定会产生误会招致非议;而在许多西方国家是男女见面常用的礼节,如果你不亲吻女士的手,对方会以为你瞧不起她,她反而会讨厌你。因此在跨文化的非语言沟通中,需要注意文化的差异性,以免发生误解。

(三)持续性

日常交往中,语言的沟通常会出现间断,而非语言的沟通则是一个持续的、无间断的过程。只要人们彼此在对方的感觉范围内,从沟通开始,双方的仪表、举止、表情、距离等非语言载体在自觉或不自觉地传递着信息,整个过程无法切割。如在患者从入院到出院的过程中,护患之间即使彼此很少、甚至没有进行语言沟通,其非语言交流也在不断地进行着,护士的多种非语言符号将护士的情感、态度、技术水平等信息传递给患者,使患者产生不同的感受。

(四)真实性

非语言行为比语言行为能更真实地传达信息的含义。一个人的非语言行为更多的是一种对外界刺激的直接反应,极难压抑和掩盖,往往是无意识的,不像语言信息受理性意识的控制,容易作假。因而人们常说不光要"听其言",还要"观其行",才能辨析其语言的真伪。英国心理学家阿盖依尔等人研究表明:当语言信息和非语言信息传递出不同的、甚至矛盾的信息时,通常非语言信息更准确地表达说话者的真实感情,人们更相信非语言信息所传达的意义。如一位患者手术后说"一点不疼",但他眉头紧皱的痛苦表情,传递的真实信息是"非常疼"。如当一个人说他毫不畏惧的时候,他的手却在发抖,那么,我们更相信他在害怕。正像弗洛伊德所说:"没有人可以隐藏秘密,假如他的嘴唇不说话,则他会用指尖说话。"

(五)情境性

非语言沟通展开于特定的情境中,情境左右着非语言符号的含义。在不同的情境中,相同的非语言符号会有不同的意义。同样是流眼泪,可以表达悲痛与委屈、生气与仇恨,也可以表达高兴与满足、幸福与感激。同样是拍桌子,可能是"拍案而起",表示怒不可遏,也可能是"拍案叫绝",表示赞赏至极。因此,在实际运用中,只有联系具体的沟通情境,才能了解非语言符号确切的含义,使其运用得准确、恰当。

(六)整体性

在非语言沟通过程中,人们可以使用多种非语言表达方式,通过多种渠道、共同作用传递信息,具有整体性的特征。人们可以在沟通过程中综合运用表情、姿势、空间距离等非语言沟通形式。如一个人在疼痛难忍时,通常会有咬牙、皱眉、握紧拳头、蜷缩身体、呻吟甚至于哭泣等非语言符号。

三、非语言沟通的作用

在临床护理工作中,护理人员在与患者进行有效语言沟通的同时若辅以亲切的表情、端庄的仪表、恰当的举止等非语言沟通形式,可有效提高护士在患者心目中的地位,改善护患关系,提高护理工作质量。非语言沟通的作用主要体现在以下 5 个方面。

(一)表达情感

非语言沟通的首要功能是情感和情绪的表现。在护理实践中,由于疾病的影响或限于某种特定的环境,护患之间不能使用语言沟通时,往往一个眼神、一个动作就能表达他们的内心状况。如护理人员看到患者剧烈地咳嗽,马上为患者轻叩背部,表达了对患者的关切;在产房里护理人员紧握分娩产妇的手,是一种强有力的精神支持;某患者两眼噙泪,神经质地搓着双手,传递了内心的焦虑和不安。可见,非语言沟通是患者吐露情感意愿的渠道,也是护理人员观察患者情感意愿的窗口。

(二)显示关系

柔和的语调和微笑的表情传递的是亲近、友好的关系,而生硬的语调和生气的面孔传递的则是冷漠、疏远的关系。在护理实践中,护士靠近患者坐着,显示了双方平等的关系;护士站着与躺着的患者说话,则显示了护士的主导地位。护理人员开会时,坐在会议桌前排周围的往往是年资高的、职称高的护士,年轻护士和实习护生通常坐在后排,会议桌顶头面向门的位置一般是留给会议主持人的,这种身份地位的关系显示,依靠的就是非语言信号。

(三)调节互动

在护患沟通互动中存在着大量的非语言信息,如点头、摇头、注视、斜视、皱眉、声调变化、体位改变等,都传递着某些不必开口或不便明说的信息,从不同侧面动态地调控着双方的互动行为。如护士在倾听患者诉说病史病情时,若点头微笑,表示鼓励患者继续说下去;若护士频繁地向别处张望或看表,则表示有其他急事要办,在暗示患者该停止谈话了。又如护士在为患者进行健康教育时,若患者的眼睛时常看着别处,说明患者对沟通的内容不感兴趣或听不懂,此时护士应及时转换话题或暂时停止沟通。

(四)验证信息

部分患者及其亲属常对医院陌生的环境和特殊的医疗设施产生不安和恐惧感,为减轻这种不安,他们会特别留心周围的信息,对医护人员的非语言行为特别敏感。尤其是当患者理解不了医护人员复杂的医学术语,或者他们认为医护人员掩盖真实病情,或者由于医护人员太忙而没有时间交谈时,他们往往把注意力集中在医护人员的非语言行为上。如焦急等待肿瘤切片报告的患者,会通过医护人员进入病房时的面部表情获得一些信息线索,以判断检查结论的性质。

(五)补充替代

在语言沟通中人们经常会出现词不达意或难尽其意的状况,因此需要同时使用非语言行为来辅助或弥补语言表达的不足,使自己的思想感情得以更充分、更形象、更完善的表达。如护士在与发热患者沟通时轻轻触摸其额头,既可以传递护士对患者的关心,又可以更准确地了解病情。许多难以用语言形容的情感、情绪及感觉可以通过非语言形式来表达。有时候某一方即使没有说话,也可以从其非语言信息,如面部表情上看出他的意思,这时候非语言信息起到替代语言信息表达意思的作用。护士在与聋哑或不能说话的患者沟通时,常用非语言信息代替语言表述。

护理人员的表情体态、行为举止、服务态度、娴熟的技能等比有声语言对患者更具影响力。因此,护理人员要重视自己的非语言行为对患者的影响。同样,护理人员在观察患者时,也要注意其语言和非语言信号所表达的信息是否一致,以掌握患者真实的心理。如果患者说自我感觉很好,但其动作表情却表现出焦虑和烦躁不安,医护人员应特别注意仔细观察,以免发生意外。

第二节　非语言沟通的形式及应用

非语言沟通的内涵十分丰富,包括肢体语言、环境语言、副语言等。恰当地运用非语言沟通,使之与语言信息相互结合、相互补充、共同发挥作用,有助于建立良好的护患关系,更好地完成护理目标。

重点提示

①手势语的类型;②运用手势语的注意事项;③首语的类型和含义;④触摸的类型和作用;⑤人际距离的种类和含义;⑥副语言的含义和作用。

一、肢 体 语 言

肢体语言即体态语言,又称身势语,是以身体动作来表达意义的沟通形式。恰当的肢体语言可以支持、修饰、强化言语,表达口头语言难以表达的思想情感。可以表达肯定、默许、赞扬、鼓励、否定、批评等意图,促进护患之间良好的沟通。如人们见面时相互点头或握手,就是用肢体语言向对方致意、欢迎、问候。人们在倾听对方谈话时若身体略向前倾,不时地点头,神情随着谈话内容的转变而变化,这些体态特征均表示出对说话者的尊敬和礼貌。如果倾听者身体随意摇晃,腿不住地抖动,眼睛左顾右盼,那一定会使说话者感到不悦,因为这些无声的语言传递出的信息是不尊重、不礼貌和不欢迎。

护理人员要善于运用各种肢体语言。

(一)手势语

手势是指人的双手及手臂所做的动作。其中双手的动作是其核心所在,它既可以是静态的也可以是动态的。俗话说:"心有所思,手有所指。"人的感情信息有相当一部分是凭借手势语来传递的。

1. 手势语的类型

(1)情意手势:情意手势用以表达感情,使抽象的感情具体化、形象化。如拍手表欢迎,挥拳表义愤,推掌表拒绝,搓手表紧张等。

(2)指示手势:指示手势用以指明人或事物及其所在位置,从而增强其真实感和亲切感。比如遇到有人问路时,我们常常在说的同时用手指示方向。

(3)象形手势:象形手势用以模拟人或物的形状、体积、高度等,给人以具体明确的印象。比如形容某人很胖时,可鼓起两腮或用双手臂比划腰部的宽度。这种手势常略带夸张,但生动形象。运用起来往往与语言同步进行。

(4)象征手势:象征手势用以表现某些抽象概念,以生动具体的手势和有声语言构成一种易于理解的意境。如 OK 手势、V 形手势。在演讲、讲故事、辩论时使用手势加强语言的效果等。

知识链接

手势的象征含义

招手表致意;挥手表告别;握手表友好;摆手表拒绝;合手表祈祷;拱手表答谢;举手表赞同;垂手表听命。

手扶是爱;手探是恨;手指是怒;手甩是憾;手搂是亲;手捧是敬;手颤是怕;手遮是羞。

---

2. 手势语的应用　手势语在护患沟通中使用频率最高,形式变化最多,因而其感染力和作用力也最强,是肢体语言中最具表现力的非语言手段,具有很强的象征性。在语言不通或特定的情况下,手势几乎成了最主要的人际沟通方式。

运用手势语的注意事项:

(1)自然适度:在护患沟通中,护士手势的运用应该与沟通的内容情感及护士的身份协调一致,力求得体自然、简练适度,力忌琐碎生硬、粗俗别扭。在护患交流中,要切忌"指手划脚"

和"手舞足蹈"，一般手势不宜过多，动作幅度不宜过大。应当禁止双手乱动、乱摸、乱放、咬指尖、折衣角、抬胳膊、抱大腿等手势。

（2）清晰明了：手势要具体明确，思维表达清晰简明。似是而非的手势不利于表达思想，会让对方产生歧义。

（3）手势语禁忌：①不雅观的手势，在他人面前挠头皮、掏耳朵、抠鼻孔、剔牙齿、擦眼屎、抓痒痒、摸脚丫等，都不雅观和不卫生，给人缺乏修养的感觉；②不礼貌的手势，掌心向下挥动手臂，勾动示指或拇指外的其他4指招呼别人；用手指指点他人，都是失敬于人的手势。

（二）首语

首语是指运用头部动作、姿态来传情达意的体态语。是人们经常使用的一个动作姿势。首语往往能简洁、明快地表达人们的意图和反应，对他人的行动起到强化或削弱的作用。同时首语所表示的含义也十分细腻，需要根据头部动作的程度，结合具体的条件进行判断。人的头部可以做出许多表意动作，如点头表示同意，摇头表示不同意，仰头表示高傲，低头表示服气，歪头表示发横，晃头表示得意，微微的点头表示礼貌等。

1. 点头 点头可以表示赞成、肯定、理解、承认等多种含义。在路上行走与熟人相遇或在病区走廊上与患者相遇，不需驻足交谈时便可以点头致意。点头致意的正确做法是：面向对方，面部表情自然大方，头部向下微微一动即可。

2. 摇头 摇头一般表示拒绝、否定的意思。在一些特定的背景、条件下轻微地摇头还有沉思的含义和不可以、不行的暗示。

3. 仰头 仰头可表示思考、犹豫和不服气的意思。如果你就一件事征求患者的意见时没有马上得到回答，而见对方仰头，无疑在暗示你"等等，让我再考虑一下。"

4. 低头 低头则有两种含义：一是陷入沉思时会低头，表示精心考虑问题；一是受到批评、指责或训斥时，自己理屈词穷会低头表示认错、羞愧。压抑、抑郁或缺乏自信时也常常是低着头的。

在护理实践中，当某些患者不能用语言表达自己的意愿和要求时，护理人员也可通过患者点头或摇头去判断和理解其真正的意愿和需要，从而提供合适的护理。如咽喉部手术的患者以头部的动作示意其需求。

（三）触摸

触摸是指人与人之间的一种皮肤接触。是非语言沟通的一种积极有效的方式，可表达关怀、支持、爱意等，包括抚摸、握手、搀扶、依偎、拥抱等。它所传递的信息是其他沟通形式所不能替代的。

1. 触摸的种类

（1）礼节性触摸：此种触摸是表示友好的交流方式。如见面的握手、拥抱、亲吻等，受社会文化背景的约束。

（2）职业性触摸：这种触摸是源于职业工作的需要。如护士对患者进行数脉搏、触诊、叩诊、静脉输液等医疗护理操作中的身体触摸。

（3）友爱性触摸：此种触摸通常用于朋友、伙伴、同事之间，也适用于护士对患者的关爱。如对行动不便的人的搀扶，重逢的友人间拥抱等。

2. 触摸的作用

（1）有利于传递各种信息：触摸有助于传递各种信息，加强语言表达的信息，也可以表达语言不能表达的信息。在重症监护室,触摸可使家属失去联系的重症患者感到医护人员的关心照料;患者或家属悲伤痛苦时,握住他们的手或轻拍肩部,表达关心和支持。

(2)有利于改善人际关系:科学家通过严格的实验研究发现,个体不仅对舒适的触摸感到愉快,而且对触摸的对象产生情感依恋。在人际沟通中,沟通双方的触摸程度反映双方在情感上的接纳水平,必要的触摸有助于改善人际关系。

(3)有利于儿童的生长发育:儿童被触摸会获得心理上的满足,感到安全、舒适、喜悦和温馨,更可感受父母及长辈的疼爱和关怀。适当地给予儿童温柔的触摸可以提高儿童的睡眠质量,促进其胃肠蠕动,增强免疫力,稳定儿童情绪,加深亲子间的浓厚感情。

在护理工作中,护士可以采用触摸方式对患者的健康状况进行评估,为临床治疗提供资料;可以用来表达关心、体贴、鼓励、理解等情感,给予患者无声的安慰和心理支持;也可以将抚触疗法作为辅助治疗的手段,起到一定的保健和治疗的作用。

但是,由于受社会文化背景等因素的影响,人们对触摸的理解、适应和反应程度是有差异的。因此,在采用触摸方式时,应考虑文化背景、沟通场景、双方关系以及被触摸对象的年龄、性别、被触摸部位等诸多因素。护理人员在运用触摸方式时,应保持谨慎和敏感的态度,注意观察对方的反应并及时进行调整。

二、环 境 语 言

环境语言指通过人际距离、界域语言等传达信息的非语言符号。

(一)人际距离

人际距离是指人与人之间交往的空间距离。它不仅是人际关系密切程度的一个标志,也是人际沟通中传递信息的载体。在人际交往中,人际距离的远近体现出双方关系的亲疏,会使人有不同的感觉,从而产生不同的反应。尊重人们对空间距离的要求,有利于缓解心理压力,提高沟通的舒适感与有效性。

美国人类学教授霍尔有一个著名的理论是"空间能说话",一语道破了非语言沟通中的人际距离机制。他把人际距离划分为4种,并对4种距离的具体适用范围进行了解析。

1. 亲密距离　交流双方距离小于0.5m。一般只有感情非常亲密的双方才会允许彼此进入这个距离。在此距离谈话是低声的,话题往往是私密性的,有时还有身体接触。因此这是一种知心密友、父母与子女之间或夫妻、情人之间关系的距离。如果不具备这种关系的人无缘无故进入亲密距离,便会造成对"个人空间的侵犯",会使对方感到不悦。

有时在特殊环境下,不得不进入这一距离,如在拥挤的车厢或电梯内,常常被迫与陌生的人靠得很近,甚至紧贴着。此时应采取"无视"的态度,遵守某些不成文的原则:不说话;不与他人目光接触;脸上无表情;避免不必要的身体动作。否则会被认为是有失礼貌甚至是非礼行为。

在医疗护理工作中,某些护理操作必须进入亲密距离方能进行,如护理查体、口腔护理、皮肤护理等。有时应向患者解释或说明,使患者有所准备并配合,避免患者产生紧张不安或不适感。

2. 个人距离　交流双方距离在0.5~1.2m。这也是比较亲近的交谈距离,一般适用于亲朋好友之间的交谈。护士了解病情或向患者解释某项操作时常采用这个距离,以表示关切、爱护,也便于患者能听得更清楚。这种距离使护患双方都感到自然舒适,又不至于产生某种程度的亲密感,所以个人距离是护患交流的理想距离。对一些艾滋病、肝炎等传染病患者,由于患者对自己的病情不了解,心理上感到压抑,护理人员与他们交谈时,不要把距离拉得太远,以免加重他们的心理负担。

3. 社交距离 交流双方距离在1.3~4m。这是正式社交或公务活动中常用的距离,进入这一距离区域的人彼此不是太熟。此时双方已从握手的距离拉开,唯一的接触是目光的接触。说话的音量中等或略响,以使对方听清楚为宜。在医疗护理工作中,医护人员在查房中站着与患者交谈或在病房里向患者交代事项时,常用此距离。医护人员之间开展病案讨论、交接班等工作时,也常用此距离。

4. 公众距离 交流双方距离在4m以外。这是人们在较大的公共场合如作报告、演讲、表演、讲课等场合交流时常保持的距离。此时,一人面对多人讲话,声音响亮,非语言行为如手势、姿态也比较夸张。距离的加大使人们不能用正常的说话语调来进行个人性质的谈话,同时也使视觉的精确性下降,因此这个距离不适合进行个人交谈。

在医院环境设计中,也应考虑到患者的空间需要,否则患者在原本陌生的环境中不能建立或保护自己的个人空间,心理压力会增大。如病房的床位若紧挨在一起摆放,互不相识的患者坐在床边时脚碰脚,躺在床上时被另一个人的呼吸扰得不能安睡,当两人目光相遇,发现自己与别人挨得这么近时,浑身会有说不出的不自在。合理的做法应该是尽可能利用病房的空间,增加病床间的距离。

护理人员要有意识地调节和控制与患者之间的距离,根据患者的病情、种族、年龄、性别、人格特质、文化修养和工作需要以及与患者的沟通层次,建立和调节适宜的人际距离。如对儿童和孤独老年患者,缩短人际距离有利于情感的沟通;但对有些敏感的患者、沟通层次较低的患者,人际距离应适当疏远,给对方以足够的个人空间,否则会使对方有不安全感、紧迫感,产生厌恶、愤怒、甚至逆反的情绪。

(二)界域语言

> **知识链接**
>
> **空间领域**
> 我们人类会视空间为自己所有,进而划分出“自在地带”,这些地带并不欢迎未受邀请的人入侵。因此,有人说,人是裹在“气泡”中的人。——罗勃·亚德列《不可侵略的领域》

心理学家发现,任何一个人都需要在自己周围有一个自己能够把握的自我空间。这个空间的大小会因性格、个人背景和环境等的不同而不同,但只要是处于清醒状态,这个自我空间都是存在的,而且不容他人侵犯。这就是界域语言,亦称人际空间,是沟通双方通过个人空间位置和距离传情达意的体态语。

在护理工作实践中,我们要关注界域语言的问题。患者进入医院后,在一个完全陌生的环境中住院,并且要与病房中的其他患者及患者家属等陌生人建立生活上的联系,医护人员由于工作需要可以随意进入患者房间,走近患者的身边,患者还要接受许多检查和治疗护理,这些操作进一步缩小了患者空间范围的私密性,特别是在有许多病床的大病房,患者空间范围的私人性更小,这一切完全改变了家庭提供给他们的空间范围,使患者对医院生活感到厌倦。

作为护理人员,虽然不能消除区域产生的这些问题,但可以在客观条件允许的情况下,采取一些方法帮助患者建立新的个人空间,并协助患者减轻由于个人空间被侵入所造成的焦虑。

1. 给患者以尊重,使患者认识到医院里有属于他们个人的领域、物品和隐私权。

2. 病床与病床之间用屏风相隔,允许患者在个人领域内拥有一定的控制权,如床边物品的放置,门窗的开关等。

3. 给患者以信息说明,对直接或间接影响患者的一些操作给予必要的说明和解释。

4. 关注患者的隐私和需要,在进行检查治疗时,尽量避免暴露患者身体,如进行导尿、灌肠等操作时,用布帘或屏风遮挡,使者对不得已而被侵犯所产生的不适感降到最低限度。

三、副 语 言

副语言,又称类语言,是指人体发音器官发出的类似语言的非语言符号。是非语言沟通的一种形式。副语言是通过口语的声音特征来表达的,如说话时的音质、音量、音长、语调、语气、语速、停顿等,以及笑声、哭声、泣声、呻吟声、叹气声、叫声、咳声、喘声等。

(一)副语言可以表达很多情感

从一定意义上说,副语言虽然不是语言,但对语言是一种补充,有时会胜似语言,它在沟通思想感情方面的作用,有其独到之处。就笑声而言,有微笑、大笑、假笑、苦笑、冷笑、嘲笑、奸笑、狂笑、皮笑肉不笑等多种不同的笑,其表达思想和情感的内容异常丰富。就声调而言,一般声调高表示激动、兴奋;声调低表示怀疑、回避、痛苦、伤心;声音强度大表示强调、激动;声音强度小表示失望、不快、软弱、心虚;节奏加快表示紧张、激动;节奏变慢表示沮丧、冷漠等。如人在焦虑激动时,说话总是较快而伴有形体动作;人在抑郁时,说话则较慢,声调低沉而单调等。

护士要善于运用副语言加强自己所表述内容的意义和情感。做解释、指导时,应尽量保持平和的语气、中等的语速,给患者以自信、稳重、可靠的感觉;表达情感时,应有与内容相吻合的情感语气。

(二)副语言可以影响信息的含义

副语言可以影响信息的含义。同样一句话,如果说话者采用不同的副语言,表达的含义不同。如用轻缓、平稳的语调说:"谢谢你配合我的工作!"表达了对对方的称赞和敬意;如果语速较快,声调尖刻地说:"你真聪明!"那无疑是在讥讽对方。又如轻声细语"该打针了。"与高声说"该打针了!"效果截然不同。由此可见,即使是简单问题的陈述,凭借副语言也可以表达出热情、关心、愤怒、不满等复杂的情感。

第三节 非语言沟通的策略

非语言沟通在人际沟通中的重要性和特殊性是不言而喻的。良好的非语言沟通可以美化人的形象,产生有声语言所不能达到的效果。同时,非语言沟通只能通过人的视觉和感觉来体会沟通的内涵,所以势必会受到沟通对象、环境、文化、民族等多方面因素的影响和限制。如果运用不好,不但收不到预想的效果,反而会弄巧成拙。因此,以什么样的态度、技巧去运用非语言沟通,是在人际沟通中需要注意的。应用非语言沟通时需掌握某些策略。

重点提示

非语言沟通的策略。

一、通俗准确

眼神、表情、姿态等的含义和感情色彩，有些是人们约定俗成的，有些则是特定情境规定的，有一定的时空范围。同样一个体态动作在不同民族、不同国度、不同时代，可以有着不同的含义，所以使用时需因时、因地、因人准确选择，正确表达。如伸开食指和中指形成 V 手势时，过去是表示数目二，但自从英国首相丘吉尔利用这个手势表示"Victory"后，人们开始用这个手势表示"胜利"及"成功"。因此，准确地运用体态语言，就必须根据内容表达的需要，既要通俗又要注意时代特征和一定的社会习惯。

二、协调自然

非语言符号和语言的表情达意应该保持同步。如果表情动作游离于谈话内容之外，与思想感情变化脱节，便会使人感到莫名其妙，难以理解。同时，受语言制约的体态语言应该与口语表达协调配合，并与其他非语言动作如眼神、面部表情等紧密配合，使各种表现手段协调一致，才能达到良好的沟通效果。非语言沟通要求自然真实，喜怒哀乐要根据实际需要含蓄而自然地流露，切不可矫揉造作、过分夸张，令人感到虚伪滑稽；也不可冷若冰霜、表情单一，使人感到枯燥压抑。

三、适度温和

非语言符号要做到得体、高雅，符合大众的审美心理，就要掌握适度的原则。凡事"过犹不及"，优美的举止总是自然适度的。超过一定限度，就会发生质变，由美变丑。如手势动作过大显得"手舞足蹈"，过小又显得"谨小慎微"。衣着服饰也应适度，如果护士邋里邋遢、衣着不整，是对患者和他人的不尊重，破坏了护士形象，影响护患关系和护理、治疗的效果；反之，一个浓妆艳抹、打扮得花枝招展的护士出现在患者面前，与护士的身份不相符，会使患者失去信任感和安全感。

四、灵活应变

护理实践中常会碰到一些意想不到的事情，或是自己讲话失态，或是对方反应不如预想的好，或是周围环境出现了没有考虑到的因素等。这些猝不及防的情况常令人进退维谷，陷入窘境。如何运用非语言沟通的策略摆脱困境，避免尴尬？尴尬局面的出现往往突然，护理人员要具备敏捷的思维、灵活应变的能力。要在心理上保持平衡稳定，镇静自若地面对问题，不动声色，沉默片刻，机智巧妙地应对尴尬。

小 故 事

　　印度一位高官应温莎公爵的邀请与官员们共进晚餐。根据西餐礼节,应该使用刀叉进食。但在印度有用手抓食的习惯。于是,那位印度高官很自然地用手抓起一块肉大吃起来。在场的官员都大惊失色,皱起眉头,窃窃私语。温莎公爵却不慌不忙,也用手抓起一块肉吃起来。官员们见此情景,也都急忙用手抓食起来。温莎公爵的随机应变缓解了尴尬局面。

讨论与思考

1. 结合实际说明在日常学习和生活中是如何运用非语言沟通手段进行人际沟通的?
2. 以个人体验说明人际距离在非语言沟通中的意义。

(丁宏伟)

第10章

沟通礼仪在护理工作中的应用

学习要点

1. 聆听的原则
2. 有效说服的方法
3. 赞美的误区
4. 批评的礼仪

➕ **案例分析**

张先生是一位脑出血后遗症患者,正在接受治疗。医生和护士告诉他,要多做下肢活动,但他总说自己下肢麻木无力,无法活动,以致疗效欠佳,护患双方都不满意。

分析:

1. 护患双方不满意的原因是什么?
2. 假如你是该患者的主管护士,你会如何解决?

第一节 护理工作中的聆听与说服礼仪

聆听是一种重要的沟通方式,不仅可以帮助护士获取信息,还可以安抚患者情绪。面对患者对治疗、检查、护理等的不理解、不配合时,常常需要护士耐心的解释和说服。因此,护理工作中护士学会有效的聆听与说服,不仅会赢得患者的信任和合作,还会增强其自信心。

重点提示

①聆听的原则;②说服的方法。

一、护理工作中的聆听

聆听并不是把别人所说的话听到而已,也不是简单地聆听对方所说的词句,聆听时应注意对方的面部表情、声调、措辞、身体姿势等,以听出"弦外之音","言外之意"。在护患沟通中,护士的聆听意味着对患者的重视。护士通过听其言,观其行而获得较全面的信息。

(一)聆听的原则

在护理工作中,要准确理解患者所要传达的全部信息,应注意以下聆听原则:

1. 专注　与患者交谈时,应集中精力、专心致志,使对方感受到聆听者的重视。在聆听的过程中,聆听者应尽量采取放松、舒适的姿势,表情亲切自然,与患者保持适当的距离,并用目光适时与患者交流。切忌东张西望、不停看表、随意摆弄饰物或不断变换姿势等,这些表情或动作,都会显示出聆听者的心不在焉、不以为然或急躁、不耐烦心理,影响谈话者的兴趣和信心。

2. 及时反馈　聆听时应适时应答,积极反应。只有这样,才可表明你正在认真聆听对方的讲话并竭力去理解,帮助对方更清晰地表达自己的感受。同时,也表明你对患者的关注。如患者述说患病经过时,护士可适时提问:"您吃了哪些药? 效果怎样?""您做了哪些检查"或用"能说得详细点吗""您说得很有道理"等,使患者觉得你在认真聆听他的介绍,对他所讲的内容很感兴趣,他会提供更多有价值的信息给你,从而有利于做出护理决策。

3. 注重礼节　不随意打断对方的讲话,这样会中断对方的思路,显得很不礼貌。确实需要打断对方讲话时,应先向对方表达歉意,并说明这样做的理由。如:"对不起! 能打断一下吗? 您刚才说头痛,能不能说得具体一点"。不急于判断或评价患者阐述的内容,如:"就是你不按时服药,所以病情加重了"或"谁叫你不听医生的话"等,这样会使患者失去继续讲下去的欲望,不愿继续述说。

4. 注意观察　聆听时,应注意观察对方的非语言行为,如声调、措辞、语音、语速、面部表情、身体姿势等,再结合语言的字面含义,准确理解对方的主要意思和真实内容。

(二)影响聆听的因素

1. 兴趣因素　很多谈话内容,患者认为很有必要,而护士却不以为然,认识上的差异,常使护士被动聆听,参与不够,反馈不及时,影响患者的谈话兴趣。因此,护士与患者沟通时,即使患者所讲的内容枯燥乏味,但为了获取有价值的信息,也必须提起兴趣,认真聆听。

2. 心理因素　护士由于精神紧张、焦虑、恐惧、疲乏或有心事不能全身心地投入到与患者的交谈中,对患者传达的信息关注不够,也影响沟通效果。

3. 性格因素　有的人习惯于先说或不停地说,而很少能静下心听别人说,这是一种很不好的习惯,要改掉它;有的人心理防御过重,担心听到坏消息,所以选择不听;还有的人由于缺乏自信,交谈时始终处于紧张、惶恐之中,影响聆听的效果。

4. 其他因素　由于听觉、语言习惯等方面的不同,也会影响聆听的效果。如说话声音太小,表达含混不清或交谈中方言、土话使用过多等。

(三)有效的聆听

为了准确收集患者信息,提高聆听效果,护士应注意营造良好的沟通氛围。

1. 端正态度 聆听是一种美德,更是一种尊重,是护士良好素质的具体体现。护士通过聆听,收集有价值的信息,为护理患者提供依据。因此,护士与患者交谈时,要端正态度做好充分的时间准备,集中注意力,全身心地投入到与患者的交谈中,力图了解患者所要传达的全部信息。

2. 排除干扰 在沟通时,护士应尽可能排除干扰因素,集中精力注意聆听,如排除手机、电话、琐事的干扰等。

3. 及时鼓励 及时、恰当的鼓励可以促进谈话者的兴趣。因此,护士聆听患者讲话时,应随时与患者保持目光接触,始终以关切友好的表情告诉患者:"就这样,你讲得很好,请继续"或"你说得没错,请畅所欲言吧"!以鼓励患者继续述说。

4. 情感反应 情感反应指的是护士对患者的情绪、情感进行综合整理后,反馈给患者的信息,如:"你对此感到很伤心""这件事让你很难受"或"你很高兴"等,来表达你对患者的深切理解,从而产生共鸣,使护患关系向更深的境界发展。

二、护理工作中的说服

说服是护理工作的重要组成部分。由于患者缺乏疾病知识,不了解药物性能,担心预后等,会出现紧张、焦虑、不配合治疗等问题,要解决这些问题,就需要通过说服工作去完成。

(一)说服的目的

护理工作中,护士经常会遇到一些患者不遵守医院的规章制度,不服从治疗与护理,不愿与医务人员配合等情况。由于患者的不理解、不合作,常常导致治疗与护理不能顺利进行,也容易产生矛盾,影响护患关系。因此,要求护士掌握一些说服的方法和技巧,改变患者的认知、观念、行为习惯等,以达到增进患者健康,促进护患关系和谐发展的目的。

(二)说服的方法

说服患者时,应先了解患者的意见和要求,找出不合作的原因,然后才能"对症下药"。而且始终尊重患者,平等待之并处处维护其尊严。常用的方法主要有以下几种:

1. 直言点拨法 有时可以直言点拨,但要注意分寸。这种方式效率高,节奏快,稍加点拨,对方就能心领神会。例如封建社会有不少直臣,以其忠直的谏言劝阻了君王的独裁行为。但这种方法,一般只适用于亲密的人之间或对方很信赖你时。

2. 以理服人法 这种方法就是摆事实,讲道理。在说服患者之前,先要明确改变对方的什么观点、态度,然后找出与这种观点、态度相违背而对方又不得不承认的事实来发问,最后,被说服者发现自己处于一种两难中,要么否定自己的观点、态度,要么否定事实,既然事实无法否定,就只能改变自己原来的观点。

3. 循序渐进法 首先说服患者接受一个较小的要求,实现后再提出大的要求,这种方法容易被患者接受,效果往往不错。例如:妻子要求每天吸两包烟的丈夫戒烟,一下戒掉是不太可能的,不妨先劝丈夫每天吸一包,然后再劝他抽半包,逐步减少,最后完全戒掉。

4. 迂回诱导法 如果遇到固执己见的患者,开门见山的劝说,往往会碰钉子,这时,就可以应用迂回诱导法,先将对方的注意力从敏感的话题上引开,这样可以避免陷入僵局,使对方不产生抵触。

5. 以退为进法　说服,并不意味着完全否认对方,适当的退让和肯定对方的观点,对方会觉得你通情达理,也就愿意接受你的观点,达到说服的目的。例如要说服一个不愿参加锻炼的人坚持锻炼,他会说工作太忙,抽不出时间,这时,你首先承认对方工作确实挺紧张,然后告诉对方,通过锻炼,增强了体质,调节了大脑,工作效率不就提高了吗?

第二节　护理工作中的赞美与批评礼仪

赞美是对沟通对象的推崇与称赞。批评的目的是为了帮助人,警醒人。在护理工作中,恰当地运用赞美,可使患者心情愉快,增强与疾病作斗争的信心;巧妙地运用批评,既可使患者受到教育,又不会伤害彼此之间的感情。

重点提示

①赞美的作用;②批评的礼仪。

一、护理工作中的赞美

美国哲学家威廉·詹姆斯曾说过:"人性中最深切的禀质,是被人赏识的渴望。"这儿特别强调"渴望",而不说"希望""盼望"等,就充分说明了被肯定是多么重要。

小故事

很多年以前,有一个十岁的男孩在工厂做工,他很想成为一名歌星,可他的第一位老师却打击了他。他说:"你根本不能唱歌,你五音不全,简直就像风在吹打百叶窗一样。"当时他的妈妈——一位穷苦而伟大的农妇,却用手搂着他并赞美他说:"我知道你能唱,而且比以前进步多了,我会节攒下每一分钱,供你去上音乐课。"这位母亲的赞美改变了这个孩子的一生,他成为他那个年代最伟大而知名的歌剧演唱家,他的名字叫恩瑞哥·卡罗素。

(一)赞美的作用

1. 激励作用　著名的心理学家杰茜·雷耳说:"赞美对于温暖人类的灵魂而言,就好像阳光一样,没有它,我们就无法成长、开花。"恰当的赞美能激发人的上进心、荣誉感,增强人的自信心与成就感;它是促使人向上的催化剂,也是挖掘人内在潜力的最佳良方。因为,当一个人受到赞美时,他就会强化自己这方面的美德,更加努力地去做。如:赞美患者坚强,他就会更加坚强;赞美患者善解人意,他就会更加努力配合你;赞美患者乐观,他就会更加开朗。

2. 协调作用　赞美可以缩短人际间的距离,使彼此之间更加亲近。如,你对护士长说:"我最佩服您遇事冷静、处事果断的工作作风了,要是我能像您就好了。"这句话饱含着你对护士长的认同、欣赏和尊重,从而大大缩短你与护士长之间的人际距离。同时,巧妙地应用赞美,也可以消除人与人之间的隔阂与摩擦,廉颇与蔺相如的故事,就是一个典型的例子。

3. **自信作用** 赞美他人要善于发现别人的优点,发现人世间一切美好的东西,并以乐观、欣赏的态度面对人生,对生活充满信心。一个经常赞美他人的人,一定是一个尊重他人、胸襟开阔、快乐自信之人。

(二)赞美的方法

1. **直接赞美法** 是指以明确、具体的语言,直截了当地赞美对方的行为、能力、外表等。这种方法简单明了,易于理解和传达,只要赞美真诚、客观,效果往往不错。运用直接赞美法,应首先学会发现别人的优点,其实每个人认为自己在某些方面比较优秀,都期待别人的赞美而获得心灵的愉悦与满足。在护理工作中,护士要通过细心的观察,发现患者的优点并及时给予赞美,这样不仅可以鼓励患者,还可以促进护患关系的融洽。如你可以这样对患者说:"你恢复得真快,这与你坚持功能锻炼是密不可分的"、"您看起来真不错,可以下床活动了吧"、"您的人缘真好,每天都有这么多人来看您"。

直接赞美时应注意,首先要赞对方可赞之处,这样的赞美才真实,才会被患者接受,也才会加深护患之间的友情。其次,赞美要深入。护理人员要善于发现和挖掘患者不明显的优点。爱因斯坦这样说过,别人赞美他思维能力强,有创新精神,他一点都不激动,因为这类话已听腻了,但如果谁赞美他小提琴拉得好,他一定会兴高采烈。

2. **间接赞美法** 是指运用语言或眼神、表情、姿势等非语言行为,向对方暗示自己对他的赞赏与尊重。运用语言方面:可以使用比较法,把赞美对象和其他对象做比较,以突出其优点。如,儿科护士可以这样对病儿说:"在所有的小朋友之间,阿姨最喜欢你了,你是最勇敢的"。可以引用别人的话来赞美对方,如"某某跟我说,你很有才华。"也可以通过赞美对方的亲人、朋友、用物及作品等来达到赞美本人的目的。运用非语言方面:如特地向某人请教,就暗示对方我们很重视、欣赏他的能力;聚精会神地听对方讲话,就暗示对方他讲得很好,你很赞同他的观点。背后赞美别人如果是发自内心的,对方听到后会更高兴,更受鼓舞。

(三)赞美的禁忌

著名作家马克·吐温说过:"一句美好的赞语可以使他人多活两个月。"也有人说:"赞美之于人心,如阳光之于万物。"但是,赞美应有度,否则会适得其反。

1. **阿谀奉承** 赞美应实事求是,有理有据,切忌编造事实,牵强附会,或张冠李戴,刻意吹捧,给人以缺乏真诚、阿谀奉承之嫌。卡耐基曾说过:"赞美最细小的进步,而且是每一次的进步。要诚恳的认同和慷慨的赞美。"所以,护士赞美患者时,应以事实为基础,认真观察,真心实意地发掘患者病情的每一点变化,并及时给予赞美和肯定,以激发患者战胜疾病的信心和勇气。如护士对患者说:"你昨晚睡得不错吧,今天看起来精神多了"、"最近,你浮肿消褪多了"、"谢谢你的理解"等,会让患者感觉很受护士关注与重视,从而更加信任护士,并积极地配合治疗与护理。

2. **虚情假意** 每个人都渴望被赏识和认可,而且会不惜一切得到它。但是,没有人会喜欢缺乏诚意、随意敷衍的赞美。只有发自内心的、真诚质朴的赞美才会引起患者的共鸣,达到预期的效果。任何言不由衷、矫揉造作、虚情假意的赞美不仅不能产生效果,反而影响患者对护士的信任。

3. **方式不当** 赞美是一种艺术,成功的赞美过程是一种智力、魅力、活力、感召力和亲和力的综合展示过程,而不是空洞的说教。因此,赞美患者时,应善于抓住机会,找准切入点,因时、因地、因人、因事而选择恰当的赞美方式,真正将赞美的功效发挥到极致。如:一个人春风得意时,你可以赞美他的能力;屡遭挫折时,则要赞美他的毅力;性格内向的人,尽量单独谈心;性格开朗、善于言辞的人,则可灵活、幽默的当众赞美。

4. 过多过滥　护理工作中,提倡多赞美,少批评,但赞美要适度。过多的赞美会让患者产生厌烦情绪;如果夸大其词,又容易让患者沾沾自喜,忽视自己的病情,不注意休息,最终导致病情加重。

二、护理工作中的批评

批评是一种艺术。合理的批评,有助于激发患者的荣誉感和羞耻心,使他们明确努力的方向,更好地配合治疗与护理。如果批评运用不当,特别是过多的批评,将会伤害患者的自尊心,打击其自信心理,从而丧失对疾病康复的信心,护患之间也容易出现隔阂。因此,在护理工作中,护士要合理应用批评,既要让对方心服口服,又不会遭致对方怨恨。

(一) 批评的方法

1. 情理交融法　动之以情,晓之以理,措辞委婉,谆谆告诫,让患者明确事情的严重性与危害性,从而增强改正错误的信心与决心。进行严肃批评时必须把握好分寸,既要本着爱护、不伤害对方的原则,又要考虑措辞得当,不超出对方的心理承受能力。切忌冷嘲热讽和尖酸刻薄。

2. 甜言婉批法　对待他人的缺点和错误,可谓仁者见仁,智者见智。水平低下者是大发雷霆后的厌弃,能力平庸者是苦口婆心劝说后的叹息,而高明者则是悠然之后的快慰。而高明者之所以高明,就在于他对别人的错误和缺点进行了准确的分析研究,然后对症下药。而在下药时,还在药中加入了甜甜的蜂蜜,使患者喜吃,乐吃,真可谓"良药甜口更利于病。"

3. 善后沟通法　批评后要选择恰当的时机与被批评者沟通,询问批评是否符合事实,并分析产生这些错误或缺点的原因、危害性及其改正和克服的方法。批评后的谈话恰似锦上添花,可使双方的关系变得更加和谐融洽,也能使对方从被批评后的不良心态中迅速调整过来。

4. 欲进先退法　被批评者情绪激动时,往往对立情绪十分强烈,如顶撞医务人员,拒绝治疗和护理,此时如果去批评教育他,无疑是火上浇油,双方很容易发生矛盾和冲突,不利于问题的解决。所以,护士在密切关注事态发展的同时,先将事情缓一缓,给患者充分的时间自我反省,自我剖析,调整情绪,待时机成熟,再对患者动之以情,晓之以理,效果会更加显著。

(二) 批评的礼仪

批评双方各代表着正确与错误,是相互对立、相互矛盾的双方。作为处于主动一方的批评者,应最大限度的消除这种对立和矛盾。

1. 真诚友善　常言道:"忠言逆耳,良药苦口。"大多数人,对于别人的批评和劝告,往往由于自尊心的缘故难以接受。如果批评者再带有个人偏见或从感情出发,运用挖苦、质问、指责等话语,就会伤害对方,激起对方的反感,甚至促使对方固执己见或对立反抗。因此,批评时一定要真诚地为对方着想,让对方确信:你是真正为他好,是在帮助他,而不是故意刁难和挑剔。

2. 把握分寸　批评者应根据不同的对象、时间、地点和场合,采取灵活的批评方式和批评方法。如对于自尊心强、踏实认真的人,批评时应点到为止或间接提醒,就可以使对方认识错误,改正错误;对于平日吊儿郎当、不拘小节的人,批评时应严肃认真,直截了当的指出所犯错误的严重性和危害性,这样才能使其正视缺点,真心悔改。批评时还应就事论事,不要无限扩展;多用启发性语言,少用评判口气;不说过头话,讲究语言艺术;可以在小范围内批评的,就绝不能在大范围内批评。

3. 客观公正　批评者应以事实为基础,弄清真相,分清责任,实事求是。不能捕风捉影,道听途说或以偏概全,盲目的进行批评和教育,否则会遭致被批评者的怨恨。

第三节　护理工作中的拒绝与表达

　　拒绝就是不接受,包括不接受对方的观点、礼物、要求等。表达是一种能力,对人际关系的建立和维护非常有益。妥善拒绝对方,清楚明了的阐释自己的观点,是现代护士必备的一项职业能力。

重点提示

　　①拒绝的方法;②表达能力的培养。

一、护理工作中的拒绝

　　在护理工作中,护士经常会遇到这样的事:别人向你提出一些要求,希望你能满足,然而面对明显违反医院规章制度或损害医院及自己利益的要求你又必须拒绝。拒绝是一门学问,要用巧妙而委婉的方式,想方设法把由于拒绝而产生的失望与不快降低到最小,使自己从无法答应的困境中解脱出来,让对方愉快的接受拒绝。

　　(一)难以拒绝的原因

　　拒绝他人的要求往往让自己感到为难。心理学家告诉我们:当一个人明确表示拒绝的时候,他的整个身心会处于一种十分紧张的收缩状态,而被拒绝的一方,更会因此而产生紧张和不愉快的情绪。由此可以看出,拒绝对双方都有影响,确实让人左右为难。拒绝,怕伤害别人,遭致对方怨恨;不拒绝,又会影响自己今后的工作和生活;再则,经常"说不",也会让人觉得你不近人情,影响今后的人际交往。

　　(二)拒绝的方法

　　1. 直接拒绝法　如实向对方陈述自己的困难和理由,说明接受后对双方可能造成的危害,而直接加以拒绝。如:"对不起,我没有这个能力"或"很抱歉,如果我答应你了,我就违反原则了!"

　　2. 诱导否定法　是指在对方提出要求后,不马上正面回答,而是先讲一点理由,再提出一些条件或反问一个问题,诱使对方自我否定,自动放弃原来提出的要求。

小故事

　　1972 年 5 月,美苏关于限制战略核武器的四个协定刚刚签署,基辛格在莫斯科一家旅馆向随行的美国记者团介绍情况,当他说道"苏联生产导弹的速度每年大约 250 枚"时,一位记者问:"我们呢? 我们有多少潜艇导弹在配置分导式多弹头?"基辛格回答说:"潜艇吗? 我的苦处是数目我知道,但我不知道是不是保密?"记者说:"不保密。""不保密吗? 那你说是多少呢?"记者愣了一下,笑了。

3. 肯定转折法　是指先肯定对方的说法,再转折一下,然后予以否定的方法。肯定是手段,否定才是目的。先予以肯定,可使对方在轻松的心理感受中,继续接受信息,尽管最终的结果是转折和否定,但这种柔和、委婉的拒绝方式,容易让对方接受。如,某患者要求使用自备的微波炉,请求护士长同意。护士长说:"我很理解你,但病房是不允许使用电器的,你看,我们办公室用的微波炉也需要用电许可证才能使用。"患者说:"我都带来了,你就让我使用吧!"护士长说:"对不起,我不能违反原则。这样吧,你需要热什么东西就直接到办公室热,行吗?"患者很愉快的答应了。

(三)拒绝的语言应用

1. 直接语言的应用　必须直截了当拒绝时,就应坚决拒绝,不留余地,绝不能拖泥带水,给对方留下幻想或死缠烂打的机会。如"很抱歉,帮不了你。""对不起,不是我不愿意,而是我做不到。""不,那样做不行,我不能答应你。"或用肯定转折法,先认可对方要求的合理性,再强调拒绝的理由。如:"你的心情我很理解,但是,这样做是违反原则的,请原谅我不能这样做。"

2. 暗示语言的应用　不是直接拒绝,而是采用暗示的方法,间接、委婉的加以拒绝。可以用语言暗示,如告诉对方:"找我有事吗? 我马上要开会了""你还要喝水吗""护士长管得很严"等;也可以频频看表,或拖延时间,答非所问等表示拒绝。这种方法一般多用于某人为某事而有求于我们,而我们在原则上又不能答应,也不想伤害对方或引起对方误会时。

3. 幽默语言的应用　幽默是人际关系的润滑剂,具有强烈的感染力和凝聚力,代表着某种思想感情的默契和认同。应用一些幽默的语言,可以使对方心情愉快的接受拒绝。

小故事

第二次世界大战后,为了纪念丘吉尔的卓越功绩,英国国会拟通过一项提案,在公园里塑造一尊大型的丘吉尔铜像。丘吉尔不愿搞个人崇拜,他说:"多谢大家的好意,我怕鸟儿在我铜像上拉屎,还是免了吧!"听了这一拒绝,国会很快撤销了这个提案。丘吉尔用幽默诙谐的语言,从侧面拒绝国会的要求,既达到拒绝的目的,让对方接受,又给别人留下了美好的印象。

二、护理工作中的表达

表达需要能力,人们习惯把这种能力叫作口才,也就是说话的水平。表达能力不是天生具有的,而是通过后天不断的学习和实践,才得到提高和发展的。

(一)表达能力的培养

护理工作中,护士良好的表达能力,对正确处理人际关系,顺利完成治疗和护理计划是非常有益的。要想提高表达能力,就必须多读书,多积累,多与人交流。

1. 提高语言修养　护士的语言修养体现出护士的文化素养和精神风貌,是护士综合素质的外在表现。护士良好的语言修养,是与其文化知识水平、思想道德修养、思维理解及其驾驭语言文字的能力密不可分的。需要平时多读、多看、多积累各方面的语言资料,如报纸杂志、名家名著、诗词小说等,让自己在阅读中不知不觉提高驾驭语言文字的能力。

2. 注重表达技巧　护士表达的对象主要是患者,为了让患者准确理解护理人员的意图,不致产生误解和曲解,应从语音、语意、语法三方面加以提高。语音方面,应把普通话作为主要的交流工具,同时,努力掌握当地方言,以减少和排除交流中的语言障碍;发音清晰准确,语气舒缓亲切,语调自然柔和。语意方面,尽量使用通俗易懂、言简意赅、礼貌得体的语言,避免使用医学术语或粗俗不雅的语言。语法方面,要符合逻辑要求,如向患者交代问题时,应把时间、地点、过程、变化、结果等阐述清楚,并且层次分明,避免使用容易混淆、产生歧义的词语。

3. 加强实践练习 日常与人交流时,护士要利用每一次表达的机会,迅速理清思路,使用准确、规范的语言,清晰明了的阐述自己的观点和看法,使听众轻松、准确的理解其意图。也可通过阅读、朗读、背诵或演讲等方式提高自己的表达能力。

(二)注重表达效果

交流中,护士要不断地核实表达效果,以掌握对方对信息的理解程度,从而不断调整表达方式和表达技巧,力图使对方听清楚,听明白,不会发生误解、曲解或不能理解等情况。

1. 重复 重复是指让患者将护士说话的要点重新说一遍,以帮助护士检查患者是否理解及理解是否准确。重复可以使用原话,也可以将原话用不同的语言表达出来,但意思要相同。如"请你复述一下","我的意思是……"等。在患者说不下去时,可适当提醒,以缓解患者的情绪。

2. 澄清 澄清是指护士将对方话语中不明确、不完整或模棱两可的陈述弄清楚,加以纠正、补充,使其获得更完整、更具体的信息。如"我没听清楚,请你再说清楚一点","不对,我说的是……"

3. 归纳总结 用简单、概括的方式将表达的内容重述一遍,以核实自己的感觉,可将话题聚焦在关键的问题上,以增加信息的准确性。如护士给一位出院患者做完出院指导后,总结道:"刚才我已经对您回家之后应注意的问题和自我照顾的方法进行了介绍,我感觉到您已经听懂了,一定要记住并按要求做,现在请您简单地把刚才讲的说一下,看看有无遗漏。"

讨论与思考

1. 赞美的禁忌有哪些?请谈谈如何避免?

2. 生活中你如何批评他人?有效吗?为什么?

3. 王女士因心肌梗死住进监护病房,她儿子探望她时要求进入监护病房,但不符合医院规定,你该怎样与这位患者家属沟通?请设计沟通方案。

(殷金明)

第 *11* 章

护理工作中的人际沟通

学习要点

1. 护患关系的类型和发展过程
2. 建立良好的护患关系对护士的要求
3. 医护关系的类型
4. 护际间的沟通策略

✚ 案例分析

某医院病房有一患者,常有成群家属探视,且家属行为粗野,如大声说话,随地吐痰等。护士虽对之反感,但并未发生冲突。一段时间后,患者常常指责护士,甚至辱骂护士,连家属也如此。经询问,该患者反应护士对她爱理不理,给她脸色看,使得她恼羞成怒。

分析:

1. 护患之间为什么会发生矛盾?
2. 你认为护士有责任吗?为什么?
3. 你认为应该如何协调彼此间的关系?

第一节 护患关系沟通

护患关系是指护士与患者之间的关系。护患关系是在特定条件下,护士通过治疗、护理等活动与患者建立的一种特殊的人际关系,是护士在护理工作中所有的人际关系中最重要、最基本的关系。护士通过护患之间有效的沟通,解决患者的健康问题,并促进护患关系的良好发展。

重点提示

①护患关系的类型;②护患关系的影响因素;③建立良好的护患关系对护士的要求。

一、患者的角色特征

当一个人患病时,不管是否从医生那里得到证实,其原有的社会角色便部分或全部被患者角色所取代。患者角色有如下特征。

(一)患者可以免除原有社会角色所承担的义务

患者可以免除或部分免除其日常工作和生活中的各种角色及所承担的社会责任,免除的程度取决于疾病的性质、严重程度、患者的责任心等。如患病的护士可以不上班,患病的学生可以不上课,都是免除其原有的角色职责,而承担患者的角色职责。

(二)患者对其陷入疾病状态没有责任

一般认为,患病是患者意志所不能控制的事情,不是患者的错;患病后,由于生理、心理、精神等多方面发生了改变,不可能靠自己的主观意愿去恢复健康,因此,患者有权接受帮助,免除因疾病所造成后果的责任。

(三)患者有恢复健康的义务

社会要求每一个患者都要为恢复自身健康而承担相应的责任。大多数患者都期望早日恢复健康,早日回归社会,并为恢复健康做各种努力,如积极配合治疗,坚持功能锻炼等。但是,由于患病可以免除一定的社会职责,享有一定的特权,导致某些患者安于患者角色,甚至出现角色依赖等。

(四)患者有配合医疗和护理的义务

在治疗疾病的过程中,患者不能凭自己的主观意愿行事,必须配合相关的医务人员,积极地接受治疗和护理。如患者有义务按照医务人员的要求按时服药、接受检查、配合治疗等。

二、护患关系的性质特点

护患关系不是简单的私人关系,有其内在的规定性与特殊性,易受各种因素的影响,容易失衡与错位。因此,明确认识护患关系的性质特征,深入理解其内涵,有助于护患关系的建立与发展,减少护患纠纷。

(一)专业性

护士利用自己的专业知识、专业技能,为患者提供专业性的帮助,与医生的治疗密切配合,使护理工作达到预期目标,如为患者输液、注射、止血、包扎、舒缓心理压力等。

(二)互动性

护士与患者由于在知识、情感、阅历等方面不同,对健康与疾病的看法存在差异,从而直接影响护患双方对彼此的感觉和期望,阻碍护患关系的发展。但随着双方的相互接触、相互影响和相互作用,护患之间会出现一定程度的改变和发展。

(三)满足性

患者的需要和护士满足其需要构成了护患之间关系的基础,离开了这一基础,双方的关系就不复存在了。尽管有的患者出院后,与护士继续保持密切的关系,但这已不是护患关系而变成另外的关系了。所以说,护患关系的实质是护士满足患者的需要。

(四)不对等性

护患关系是一种互动的人际关系,双方在接触的过程中相互影响、相互作用,但这种影响是不对等的,主要表现为护士影响患者,患者被动接受影响。当然,这种影响必须以患者的健康为前提,超出了这一前提,就是一种不健康的护患关系。

(五)责任性

护患关系中,护士是帮助者,患者是被帮助者,作为帮助者的护士常常处于主导地位,其行为在很大程度上决定了护患关系的后果。这种后果主要有两种:一种是积极的,双方关系健康发展,患者战胜疾病,恢复健康;另一种是消极的,护患关系紧张,给患者带来压力,导致患者病情恶化。所以,护士要尽力争取积极的后果,避免消极后果的出现,如果护患关系出现扭曲,护士应承担主要责任。

三、护患关系的类型

根据护患双方在共同建立和发展护患关系的过程中所发挥的作用、所处的地位及相处的模式,可以将护患关系分为三种基本类型(表 11-1)。

表 11-1　护患关系类型

类　型	适用范围	特　征	应　用
主动被动型	婴幼儿、昏迷、休克、严重智力障碍、全身麻醉者	护士为患者做什么	不提倡
指导-合作型	一般清醒患者	教会患者做什么	倡导发展
共同参与型	慢性病且受过良好教育的患者	和患者商量做什么	尽量追求"共同参与"

(一)主动被动型

这种类型是护士在护患关系中占主导地位,患者处于被动地位,其典型特征是"护士为患者做什么"。主动被动型主要适用于部分或完全丧失正常思维能力的患者,即无法表达愿望、无能力配合,需要医务人员全面提供护理服务的患者,如婴幼儿、昏迷、休克、全身麻醉、严重智力障碍的患者。在所有的护理活动中,只要护士认为有必要,不需经患者同意就可以实施,因此,患者的主观能动性完全调动不出来,而处于一种被动接受的从属地位。目前不提倡这种类型。

(二)指导合作型

这是一种护士指导患者,患者进行合作的护患关系类型,患者具有一定的主动性,但比较微弱,主要是以执行护士的意志、被动配合护士的工作为主。指导合作型的特征是"护士教会患者做什么",如入院指导、出院指导、常规指导等,主要适用于病情较重、较急,但神志清楚的患者。目前倡导发展这种关系类型。

(三)共同参与型

这种类型的护患关系是建立在平等合作的基础上,双方具有大致同等的权利,共同参与护理措施的决策和实施。这种类型比前两种更符合现代医学模式的要求,其典型特征是"护士和患者商量做什么",主要适用于慢性病患者和受过良好教育的患者,患者对自身的健康状况比较了解,把自己看作战胜疾病的主体,积极主动地参与到的治疗和护理讨论中,向护士提供自己对治疗与护理的体验,探讨护理措施的取舍,在身体允许的情况下,自己独立完成一些护理活动。护士偏重于从科学理论上对患者加以指导。

为了更好地促进现代医学模式的转变,充分调动患者的积极性,对于有能力参与护理活动的患者,护患双方应尽量追求"共同参与型"。

四、护患关系的发展过程

护患关系是一种特殊的人际关系,其建立与发展既遵循一般的规律,又有其特殊性。一般把护患关系的发展过程分为以下三个时期。

(一)观察熟悉期

观察熟悉期是指护士与患者从第一次见面,由素不相识到相互了解、相互熟悉的时期。这一时期的主要任务是建立信任关系并确认患者的需要。这时的患者,特别注意自己的言行,并对护士进行细心观察,以决定以后在多大程度上信赖这位护士。护士在此阶段主要是向患者介绍环境,了解患者情况,收集健康资料,确定护理问题等。在这一时期,护士良好的仪表、言行、态度,会给患者留下美好的第一印象,从而有利于护患间信任关系的建立。

(二)合作信任期

护士与患者在信任的基础上开始了护患间的合作。这一时期的主要任务是护士用具体的行动为患者解决各种身心问题,满足患者的需要。护士扎实的理论知识、娴熟的操作技术、认真负责的态度是保证良好护患关系的基础。

(三)评价终止期

通过治疗与护理,患者即将康复出院,护患关系也随之进入结束阶段。这一时期的主要任务是全面评价护理工作,总结经验教训,做好出院指导并愉快的结束护患关系。

五、护患关系的影响因素

建立良好的护患关系是护理工作的重要组成部分,但护患关系错综复杂,会出现影响护患关系的各种因素,护士应认真加以分析,妥善解决。

(一)角色模糊

角色模糊指的是个体对于自己充当的角色不明确或缺乏真正的理解所出现的状态。这是影响护患关系的首要因素。在护患关系的建立和发展过程中,如果双方对各自或相互的角色功能特征理解不一致,期望值不同,就会感觉到对方的言行不符合自己的期望,产生不满,影响双方关系的发展。在现代护理模式下,护士是一个多元化的角色,承担着多种角色功能。如果护士仍然固守着传统的护理观,对护士的多种角色功能缺乏清楚的认识,认为护士只需要完成医嘱和治疗,不需要了解患者的身心和社会需要,甚至对患者的合理要求视而不见,更不会主动关心患者,为患者提供帮助,那么护士的行为表现就不符合现代护士的角色特征。另外,患者如果不了解自己的权利和义务,不知道自己该做什么,不该做什么,该说什么,不该说什么,以至于该问的没问,该说的没说,该配合的没配合,导致患者的行为表现与患者的角色特征不符,从而使护患双方由于对角色的期望不一致而发生矛盾,影响护患关系。

(二)责任冲突

由于护患双方对自己的角色功能认识不清,不了解自己所担当的角色应尽的责任和义务,结果导致护患双方的责任冲突。这是影响护患关系的第二大因素。护患之间的责任冲突主要表现在两个方面:一是对于患者的健康问题该由谁承担责任,双方意见不一致;二是对于改变患者的健康状况该由谁负责,双方存在分歧。例如,有的患者不愿进行功能锻炼,只想靠单纯的治疗解决问题,即患者不愿为改善自己的健康状况承担责任,而护理人员却不这样认为,这就需要护士充分发挥主导功能,通过良好的沟通与实际的帮助,使双方意见一致。否则既不利于护患关系的良性发展,也不利于患者康复。

(三)权益差异

患者有权寻求医护帮助,并且有权获得安全、优质的健康服务,但是,由于大多数患者缺乏医学专业知识,而且受疾病的折磨,失去或部分失去自我控制和自理能力,因此,在大多数情况下,患者不能维护自己的权利和利益,只能靠医务人员来维护,这就使患者在护患关系中处于被动依赖的地位,而护士则处于主动的权威地位,这就助长了护士的优越感和支配感,在护患双方出现利益相争时,会自觉或不自觉的偏向自身,而忽视患者的权益。在护患交往中,护士态度冷淡、生硬,甚至用护理服务的优劣来"奖励"或"惩罚"患者,使患者敢怒不敢言,加重其心理负担,影响康复。

(四)理解分歧

由于患者的年龄、职业、生活环境及社会文化背景不同,对信息的理解往往存在差异,而这种差异,最终会对护患关系造成损害。医护人员之间习惯于用专业术语进行沟通,但患者对这些专业术语是陌生的,很容易造成误解。例如,某"胃溃疡"患者行胃大部切除手术,术后护士吩咐患者家属,患者因胃大部切除,术后禁食。家属理解为"进食",患者饿了,就立即让患者吃东西,结果导致患者吻合口破裂而再次手术抢救。有时候,由于护理人员语言过于简单或表述不清,使用方言土语等,也容易出现理解分歧。如,某护士将一瓶混悬口服液交给患者说:"吃的时候摇一摇。"结果患者服药时不是摇动药瓶,而是摇动自己的身体。

六、建立良好护患关系的要求

在护患关系的建立和发展过程中,护士处于主导地位,对护患关系的转归起着决定性的作用。因此,为了促进护患关系的和谐发展,护士必须对自己提出更高的要求。

(一)具有扎实技能

护士必须具有扎实的专业理论知识、丰富的人文社会科学知识和熟练的护理操作技能,并能在护理实践中不断吸取新知识、新技能,以保持对护理专业的兴趣和良好的执业能力。因为这是赢得患者信任、建立良好护患关系的实力保证。

(二)保持健康心理

护士健康的生活方式、健康的体魄和健康的心理状态会对患者产生积极的影响,并对患者起到榜样示范作用。在护理工作中,护士要善于控制和调节自己的情绪,避免不良情绪对患者的刺激。

(三)尊重理解患者

护士应尊重患者的权利和人格,对所有患者一视同仁,并设身处地为患者着想,真诚关爱和理解患者,让患者感到温暖和得到情感支持,从而更加信任护士,愿意接受护士的帮助。

(四)掌握沟通技巧

良好的沟通技巧是建立和发展护患关系的基础。护士运用语言沟通技巧和非语言沟通技巧,与患者进行有效的沟通,满足患者生理、心理、社会等多方面的健康需求,促进护患关系的和谐发展。

第二节 护士与患者家属的沟通

患者家属在促进患者的康复中起着非常重要的作用,他们的言行举止常常会影响患者的情绪、情感,甚至对护理工作造成一定的影响。因此,护士应与患者家属保持有效的沟通,协调好双方的关系,这样不仅有利于患者的康复,而且也会提高护理质量。

重点提示

护士在与患者家属沟通中的作用。

一、患者家属的角色特征

正确认识患者家属的角色特征,深刻理解家属对患者疾病的治疗和康复的重要作用,是护士与患者家属沟通的基础,也是建立良好护患关系的重要保证。

(一)患者心理的支持者

由于疾病的影响,患者往往出现紧张、焦虑、恐惧、急躁、愤怒等不良情绪,甚至出现严重的心理问题,如果不加以及时疏导,会严重影响患者的康复。而患者家属对于稳定患者情绪,排除其心理干扰具有其他人无法替代的作用。

(二)患者生活的照顾者

由于疾病的影响,患者的自理能力出现不同程度的下降,需要别人的照顾才能满足自理的需要。在住院期间或回家休养后,患者家属要责无旁贷的承担起照顾患者的责任。护士应指导患者家属学会科学的照顾患者,但不能让患者家属替代护士的工作。

(三)患者痛苦的承受者

疾病不仅给患者带来了痛苦,也给患者家属带来了连锁的痛苦反应,特别是一些危急重症患者的家属。按照我国医疗保护的惯例,对于心理承受能力差的患者,医护人员一般采用"超越式"的沟通方式,不将病情及预后直接告诉患者而是告诉家属,因此,患者家属常常要比患者自身更早承受精神上的打击,而且还要将这种打击埋在心里,不能在患者面前表露。

(四)患者治疗过程的参与者

患者家属对患者的病情一般都很了解,能及时、准确地为医务人员提供可靠的疾病信息,为疾病的治疗与护理提供依据。对于不能配合治疗与护理的患者,护士应充分发挥患者家属的积极性,共同参与护理计划的制定与实施。

(五)患者原有家庭角色的替代者

患者患病后,其原有的家庭角色功能就由其他家庭成员替代。如果其他家庭成员能迅速承担起患者原有的角色功能,则患者能很快进入患者角色,安心养病。

二、护士在与患者家属沟通中的作用

护士在与患者家属交往的过程中,应充分理解患者家属面临的困难,利用自己所学的专业知识和专业技能,尽可能的提供帮助。

（一）接待作用

患者家属到医院探视患者时，护士应给予热情接待，因为陌生的环境同样会给患者家属带来心理压力。护士应主动向其介绍医院环境、相关规章制度，交代探视时间及其注意事项等，以取得患者家属的理解和合作。

（二）咨询作用

患者家属到医院探视患者的主要目的是看望患者，稳定患者情绪，同时了解其治疗和护理情况。护士应主动向患者家属介绍患者的病情变化、情绪状态、主要的诊疗护理措施等，以使家属放心，并耐心解答患者家属的提问，以缓解其紧张焦虑心理。

（三）协调作用

患者患病住院后，其正常的家庭生活秩序被完全打乱，患者家属面临许多新的实际困难，如担忧患者、担心预后、经济紧张、无暇照顾患者等，这些都给他们带来了很大的心理压力，从而渴望得到护士的理解和帮助。只要不违反医院的规章制度，只要自己力所能及，护士都应主动帮助患者家属，尽快适应目前的生活，共同承担起照顾患者的责任。对患者漠不关心的家属，护士还应主动与其取得联系，耐心细致地做好思想工作，让他们正确对待疾病，正确对待患者，协同护士稳定患者的情绪，使其安心接受治疗与护理。

（四）指导作用

一般来说，患者患病后，其家属往往感觉自己束手无策，孤独无援，不知如何照顾患者，这就要求护士运用自己的专业知识、专业技能，正确指导家属学会照顾患者，如指导家属照顾患者的休息、饮食、锻炼、服药等。

第三节　护理人员与其他医护人员的沟通

护士在医院这个特殊的环境中，必然要和医院内其他医务人员进行广泛的交往与合作。据哈佛大学的一项调查显示，在数千名被解雇的男女中，人际关系不好者比不称职者高出三倍。护士与其他医务人员关系的好坏，不仅关系到护士事业的成败，也与其每个人的身心健康密切相关。

重点提示

①医护关系的模式；②护际间的沟通策略。

一、医护之间的人际沟通

在护理工作中，护士为了患者的健康与安危而与医生建立和发展工作性的人际关系叫医护关系，它是医务人员关系中非常重要的一种关系。医护之间通过有效的沟通，建立和维持良好的医护关系，既是医护人员医德修养的具体体现，也是完成各项诊疗工作、促进患者康复的重要保证。

（一）医护关系模式

医护关系模式随着护理专业的成熟与发展而不断发生变化，主要经历了从被动、从属到独立、合作的过程。具体如下：

1. **主导—从属模式**　长期以来，由于受传统观念和生物医学模式的影响，医护之间主要是以医生为主，护士为辅。护士听命于医生，是医生的助手，对患者的任何处置由医生决定，护士只需要简单、机械的执行医嘱就行，不需要享有决策权和自主权。

2. **独立—协作模式**　随着护理专业的不断发展与完善，护理已经成为一门独立的学科，在维护人类健康的过程中，护士与医生精诚合作，共同发挥着重要作用。医护关系模式也由原来的主导-从属模式变为现在的独立-协作模式。在医疗过程中，医生起主要作用，是疾病诊断治疗的主导者；在护理过程中，护士按照护理程序，从生理、心理、社会、文化等多方面对患者实施整体护理，由护士决策和实施。所以，医护工作是相互独立的，医生与护士都有各自的专业领域并在各自的领域中发挥着重要作用。但是，医护之间还必须合作，如果没有医生的诊断治疗，护理工作无从谈起；没有护士的护理，医生的治疗方案也无法落实。

(二) 医护关系影响因素

医护关系是医务人员关系中最密切的关系。但由于双方各自的专业不同，价值观不同，个性性格等方面的差异，容易出现矛盾和冲突。

1. **传统观念**　人们受传统观念的影响，重医轻护，这就造成了医护之间关系不平等。如患者康复出院时，对医生非常感激，却常常忽略同样付出辛勤劳动的护士。如果此时医生再对护士存有偏见，言行举止中表现出强烈的优越感和过强的支配欲，会严重挫伤护士的自尊心，影响双方的关系。

2. **缺乏了解**　医护之间由于各自的专业领域不同，对对方专业知识的了解相对不足，特别是在专业发展日新月异的今天，更会造成对彼此专业的不熟悉。如果医护双方没有建立有效的沟通，就不能理解对方的行为，往往就会出现抵触、埋怨、甚至误解等。

3. **利益与权力**　医生和护士都是医院的主力军，特别是临床一线的医护人员更是如此。他们之间往往存在着利益之争和分配不均现象，影响医护关系，甚至发生医护冲突。医生与护士都同等享有一定的专业自主权，但在某些情况下，他们会感觉自己的自主权受到了侵犯，容易发生矛盾。

4. **性格与个性**　性格与个性也是影响医护关系的一个重要因素。一般来说，个性成熟、性格沉稳、情绪稳定的医护人员更容易与他人相处，也容易与他人建立合作融洽的工作关系。与此相反，则不易与他人合作，也不容易建立起和谐的人际关系。

(三) 护士在促进医护关系中的作用

护士应该发挥在医务人员人际关系中的积极作用，主动与医生沟通，使医护关系健康发展。

1. **主动宣传，避免矛盾**　近年来，随着护理专业的快速发展，许多医生对护理工作的重要性认识不足。这就需要护士主动向医生宣传、介绍护理专业的特征和发展变化，使医生更好地了解护理专业，认可护理工作，支持护理工作。

2. **相互信赖、理解合作**　医护之间相互信任、相互理解是建立良好医护关系的基础。在临床工作中，医护双方都希望对方理解自己的工作特点，承认自己的工作能力，珍惜自己的劳动成果。因此，护士应尊重医生，在尊重的基础上充分信任和理解他们，从而促进医护关系的良好发展。

3. **尊重医生，树立威信**　在医疗护理活动中，护士应主动了解医生的工作特点，分清双方的责任,尊重对方的人格,尊重对方的专业自主权,主动配合其工作。任何一方不得轻视、贬低另一方,双方都应尽可能在患者面前树立对方的威信,使患者对整个医疗护理过程充满信心。

4. 坚持原则,以诚相待　对于患者的治疗和护理,医护之间常常会有不同的看法和意见,解决争执和意见的最高准则是维护患者的利益和安全。为了维护患者的利益,保证患者的安全,护士应坚持原则,决不能姑息迁就,也不能听其自然,不加补救而导致差错事故的发生。护士坚持原则的同时,还应该以诚恳的态度、委婉的方式向医生耐心的解释说明,避免引起不必要的误会。

二、护际之间的人际沟通

护际关系是指护士与护士之间的人际关系。护际之间有效的沟通,不仅有利于维护良好的同事关系,也有利于创造和谐融洽的工作氛围,提高工作效率和工作质量。

(一)护士的角色特征

随着护理学的发展,护士角色发生了根本性的变化,由传统的"母亲形象"、"宗教形象"、"仆人形象"逐步发展为受过专门教育、有专门知识、受人尊重、独立的实践者。当代护士被时代赋予了多元化的角色,如计划者、照顾者、教育者、管理者、研究者等,其角色特征如下。

1. 具有扎实的理论知识和实际操作技能　护士必须具有足够的知识与能力去实施各项护理措施,以解决患者的具体问题。

2. 具有良好的沟通、咨询及教育能力　护士能随时将患者的病情变化、治疗情况等与相关人员沟通,并能耐心地解答患者及家属的询问,也能随时对他们进行健康教育。

3. 具有敏锐的观察能力　护士应具备观察病情变化的能力,以明确判断病情的轻重缓急,并及时处理。

4. 具有同情心　同情患者,理解患者,在患者需要时,能提供及时有效的护理,并尊重患者,维护其人格、尊严及权利。

5. 具有端庄的仪表和开朗的性格　要求护士仪表端庄、着装整洁、表情自然、面带笑容、和蔼可亲,并能以开朗乐观的态度对待每一位患者。

6. 具有不断完善自我的能力　护士在临床工作中,会遇到许多疑难问题,护士应通过不断的学习,主动查阅资料或请教专家以解决问题、提高和完善自我。

(二)护际间的交往与矛盾

由于护理工作者的知识水平、工作经历、工作职责等各不相同,在护际交往中就会产生各种不同的心理状态,从而引发矛盾和冲突,特别是护理管理者与护士、新老护士和不同岗位、不同学历的护士之间。

1. 护理管理者与护士之间的交往与矛盾　护士希望护理管理者组织、业务能力强,能经常指导和帮助自己,并能信任自己、赏识自己,公平公正的对待每一位护士;护理管理者希望护士工作能力强,服从管理,支持科室工作。因此,由于双方所处的地位和角度不同,对对方的期望不一样,容易发生矛盾。再加上护理管理者工作繁忙,容易忽视与护士的沟通,久而久之,双方的沟通受到影响,引发矛盾和冲突。

2. 新老护士之间的交往与矛盾　年轻护士精力充沛,反应敏捷,动作迅速,理论基础扎实,知识面广,因而自恃优越,有时表现出目中无人、自以为是、骄傲自满等态度,致使老护士心生不满或不以为然;资深护士临床经验丰富,专业思想稳定,爱岗敬业,工作扎实,因而看不惯新护士工作马虎,拈轻怕重,缺乏敬业精神等。长此以往,如果双方不能有效的交流,则会导致矛盾的产生。

3. 不同岗位护士之间的交往与矛盾　护理工作具有连续性、合作性和服务性的特点,要求不同岗位,甚至不同科室的护士连续 24 小时为患者提供护理服务。这就要求不同岗位的护士之间相互配合、相互联系、相互理解,友好相处。如责任护士与办公室护士要经常沟通交流,倒班护士之间要彼此负责。如果不同岗位的护士都认为自己最辛苦,工作中带有情绪,不注意相互间的配合,很容易导致差错事故的发生,事故发生后又相互推卸责任,必然会影响双方的关系。

4. 不同学历护士之间的交往与矛盾　随着高等护理教育的普及和发展,越来越多具有本科以上学历的护士走上临床岗位,他们学历相对较高,基础理论知识扎实,但其中有一部分不愿从事基础护理工作,也不愿向学历比自己低的有实践经验的护士请教。而学历相对较低的护士也有可能对学历高的护士心存芥蒂或者心怀嫉妒,因而影响双方的交往。

(三) 护际间的沟通策略

有效的沟通是建立良好护际关系的基础,常见的沟通策略有以下几方面。

1. 心胸宽广,情绪稳定　护士应具备宽广的胸怀和以大局为重的气度,宽以待人,严于律己。由于护理工作繁忙、辛苦,时间久了,护士之间难免出现摩擦、争执,遇到这种情况,护士要善于控制自己的情绪,保持客观冷静,要以一颗包容之心对待他人,多体谅对方,遇事多为别人着想,即使别人犯了错误,或冒犯了自己,也不要斤斤计较,以免因小失大,伤害彼此之间的感情。

2. 互敬互学,取长补短　高年资护士在体力、精力上不如年轻人,但他们有丰富的临床经验,办事稳重可靠,责任心强;年轻护士精力旺盛,做事敏捷,善于创新,但自控能力差,吃苦精神不强。高年资护士应看到年轻人的优点,尽力做好传、帮、带工作,使他们尽快掌握正确的护理技巧,弥补临床经验的不足;年轻护士应多向老护士学习、请教,遇事多征求他们的意见。从而形成相互尊重、相互学习、取长补短的融洽的护际关系。

3. 以诚相待,与人为善　古人云:“精诚所至,金石为开”,只要真心诚意地对待他人,就会使人感化。护士之间既是志同道合的同志,又是朝夕相处、休戚与共的姐妹,因此,彼此之间应坦诚相待,善待对方,建立和谐的护际关系。

4. 关心他人,团结协作　护士之间互相关心,互相帮助是圆满完成护理工作的前提。当对方取得成绩时,应真心表示祝贺;遭遇挫折时,应主动表示关心和同情;遇到困难时,应真诚的提供帮助。护士之间既分工明确,又相互协作,有些工作尽管不是自己本班的工作内容,但当其他护士无法顺利完成时,应主动帮忙。如:上一班护士应为下一班护士多考虑,尽量把困难留给自己,把方便留给别人,这样相互体谅,相互支持,护际之间自然会形成一种团结协作、和谐向上的工作氛围。

讨论与思考

1. 为什么要建立良好的护患关系? 护患关系的影响因素有哪些?

2. 建立良好的护患关系对护士有哪些要求?

3. 在护理工作中,如何处理好与其他护士的关系?

(殷金明)

第 *12* 章

护理工作中的治疗性沟通

学习要点

1. 治疗性沟通的目的、作用及影响因素
2. 治疗性沟通的过程
3. 与特殊患者的治疗性沟通技巧

✚ 案例分析

患者,男性,42 岁,本科文化,工程师,身高 172cm,体重 62kg,因多饮、多食、多尿、乏力、体重下降 3 个月,在其爱人的陪同下来医院就诊。实验室检查:空腹血糖 11.2mmol/L,餐后血糖 20mmol/L,尿糖(+++),诊断为 2 型糖尿病,遂入院治疗。入院评估:紧张焦虑面容,有吸烟史,每日 20 支,20 余年。血压 180/110mmHg,心电图正常,心脏超声无异常,三酰甘油偏高。二级护理,糖尿病饮食。

分析:

1. 该患者目前有哪些健康需求? 是否可以通过治疗性沟通来解决?
2. 治疗性沟通的过程包括哪几期?
3. 假如你是主管护士,面对这位患者应该如何进行治疗性沟通?

第一节 治疗性沟通概述

治疗性沟通是一般性人际沟通在护理实践中的具体应用,其信息发出者是护士,接收者是患者,要沟通的信息是护理专业范畴的内容。其目的是满足患者的各种需要,对患者身心起到治疗作用,故称为治疗性沟通。

重点提示

①治疗性沟通的目的;②治疗性沟通的影响因素。

一、治疗性沟通的概念

狭义的治疗性沟通是指护理人员在进行治疗和护理操作过程中与患者的沟通。主要目的是为了让患者配合护理人员进行某项具体的治疗和护理操作。广义的治疗性沟通是指通过护患之间的交谈和沟通,能在一定程度上解决患者某些生物、心理、社会、精神、环境等健康相关问题。

二、治疗性沟通与一般性沟通的区别

治疗性沟通与一般性沟通在沟通要素上是有明显区别的(表 12-1)。

表 12-1　治疗性沟通与一般性沟通的区别

项目	治疗性沟通	一般性沟通
目的	确定护理问题,进行健康指导	加深了解,增进友谊
地位	以患者为中心	双方平等
场所	医院、家庭、社区等	不限
内容	与健康有关的信息	不限
结果	解决护理问题,促进护患关系	可有可无

三、治疗性沟通的目的及作用

良好的护患沟通可以增进护士对患者的了解,降低差错事故的发生,降低患者的投诉率。同时,护士也可以通过沟通的方式去识别和满足患者的需求,促进患者康复。

（一）目的

护士通过与患者进行沟通,应达到以下目的。

1. 建立互相信任的、开放的良好护患关系,这是有效护理的根本保证。

2. 收集患者的有关资料,提供给患者必要的知识和教育。

3. 观察患者非语言性行为,如兴奋、激动、紧张、急躁、战栗等,以了解患者的情绪和态度。护士也可通过非语言性行为表示对患者的支持,如通过眼神表示倾听患者的叙述;同情的面部表情,轻轻的抚摸达到移情的效果,使患者感到安全与欣慰。

4. 与患者共同讨论确定需要护理的问题。

5. 能与患者合作,制定一个目标明确、行之有效的计划,并通过共同努力达到预期的目标。

（二）作用

治疗性沟通是通过医务人员的语言和行为,对服务对象进行有意识、有计划的影响和帮助。

1. 支持作用　由于沟通内容是事先评估得到的,主要目的是解决患者健康问题。这种目标明确的沟通可以对患者起到很好的支持和帮助作用。

2. 桥梁作用　患者的求医行为和医务人员的行医行为,建立起治疗性沟通的桥梁。在这种桥梁的作用下,患者得到了实现健康需要的沟通,护理人员得到了实现职业理想的沟通,护患双方的社会价值和人生价值得以实现。

3. 确定护理方案　制定护理方案,需要护患间的沟通,有成效的治疗性沟通,既维护了患者选择护理的权利,又维护了护理方案的行使权。

4. 指导遵医行为　护理人员按照患者的心愿进行沟通,指导患者的遵医行为,充分发挥患者的积极主动性,使其自觉配合治疗和护理。

5. 树立战胜疾病的信心　由于疾病的痛苦和难以预料的预后,患者往往失去治疗的信心。护理人员通过有效的治疗性沟通,可以帮助患者重新树立战胜疾病的信心。

四、治疗性沟通的原则

护士对患者实施治疗性沟通,应遵循沟通原则。沟通时应始终尊重患者,礼貌待之。

1. 目的原则　治疗性沟通是以满足患者需求,促进患者康复为目的,且有其特定的专业内容。因此,治疗性沟通应围绕交谈的目的进行。

2. 易懂原则　沟通时应根据患者的年龄、职业、文化程度、社会角色等特点,组织沟通内容,运用不同的沟通方式,使沟通内容通俗易懂,便于患者理解和接受。

3. 尊重原则　沟通过程中,护士应认真倾听患者的意见和建议,考虑他们的感受,尊重他们的选择,不把主观意愿强加给患者。

4. 和谐原则　护士应始终以友善的态度、礼貌的语言与患者及其家属建立良好的护患关系,创造和谐的沟通氛围。

五、影响治疗性沟通的因素

影响治疗性沟通的因素主要来自医务人员和患者两方面。

1. 医护因素　是影响治疗性沟通的主要因素。

(1)非技术性因素:①工作责任心不强,服务态度冷淡,语言生硬,让人难以接受。②缺乏同情心,厌烦患者的病体和痛苦呻吟。对患者的痛苦和濒临死亡状态,反应麻木。在行使护理操作时,缺乏必要的解释和说明。③重病不重人。个别护理人员抱有探索心理,把疾病视为自己研究探讨的对象,关注患者患的病,不关注患病的人。

(2)技术性因素:在护理过程中,如果护理人员因知识匮乏、临床经验不足、缺乏过硬的操作技术而给患者带来不必要的痛苦和麻烦,会造成护患关系紧张和恶化。

(3)管理因素:病房结构不合理,生活设施陈旧,医疗设备落后,环境脏、乱、差,缺乏安全感等,不能满足患者对治疗与护理的要求,影响患者对医院和医务人员信任感的建立,使沟通难以顺利进行。

(4)个人因素:①转移话题。当患者集中精力与护士进行沟通,反映自己对疾病真实的感受时,护士随意改变话题,反而对一些无关紧要的内容反应过强。②评判性说教。当患者的话题内容与自己的看法或意见有分歧时,就擅自评判对与错,用说教的口气指责、埋怨患者。③虚假的安慰,不恰当的保证。④匆忙下结论或提出解决办法,不重视患者的要求,妨碍患者真情流露。⑤不适当的隐瞒真情,使患者不能正确对待自己的疾病,同时也会影响患者进一步说出自己的感受和顾虑。

2. 患方因素 是影响治疗性沟通的次要因素。

(1)患者对护患双方的权力与义务缺乏了解:患者错误地认为交钱就医,得到医务人员的照顾是应该的。片面强调护理人员的义务,忽略了自己的义务。具体表现如下:①不遵守就医规则,故意违反规章制度,提出不合理要求,一旦遭拒或得不到满足时,就表现得十分不满。②不配合医生和护士进行治疗和护理。

(2)对护理效果期望值过高:认为药到病除,对不可避免的药物副作用不能理解,甚至对预后不好的危急重症患者或疑难杂病都不能正视等。

(3)动机不纯:当花费较高或疗效不佳时,产生不良动机,故意制造矛盾,拒付医疗费,制造所谓的医疗纠纷,扰乱正常的医疗护理秩序,造成沟通困难。

第二节 治疗性沟通的过程

完整的治疗性沟通过程包括四期:准备期、初始期、运作期、结束期。

重点提示

治疗性沟通的过程。

一、准 备 期

本期主要任务是了解患者基本情况,明确沟通目的和内容,制定沟通提纲,为收集患者病情资料、进行有效沟通奠定基础。

1. 资料准备 首先要获取患者的相关信息,明确沟通的目的和内容,拟写好沟通提纲。

2. 护士准备 良好的仪容仪表不仅能给患者留下良好的印象,还可以显示你对此次沟通的重视,起到非语言沟通的作用。护士在掌握患者相关信息的基础上,有针对性的准备好起始语言,注意沟通方法和沟通技巧的应用。

3. 患者准备 提前告诉患者沟通的目的、内容,让患者做好准备。与患者共同商量沟通的时间、地点等。

4. 环境准备 尽量优化沟通环境,增进沟通效果,如保持环境安静,避开治疗与护理的时间,环境隐蔽,谢绝探视等。

二、初 始 期

初始期是沟通的开始,护患双方都希望能给对方留下良好的第一印象,使以后的沟通能顺利进行。

1. 目的 这一期的主要目的是让护患双方彼此认识和了解,初步建立信任关系,为将来进行实质性沟通打下良好的基础。

2. 方法 常见方法有:①主动打招呼,问候并做自我介绍;②向患者说明此次沟通的目的、大约占用的时间;③告诉患者有什么需要可随时提出,不明白的问题可随时提问。

3. **内容**　可从一般性问题开始,如"张先生,您好! 今天感觉怎么样?""你这样躺着好些吗?"或"您是后天做手术吧,能和我谈谈吗?"当征得患者的同意,双方感到自然放松时便切入主题。

4. **注意**　①问候恰当;②态度和蔼、自然;③称呼得体;④关系平等;⑤适可而止。初始阶段主要是引导患者开口谈话,创造融洽的氛围,为后续沟通搭桥铺路,不能无休止的启动下去,否则会影响下一阶段主题交谈的展开。

三、运　作　期

运作期是沟通主题切入与展开的重要时期,护士应做好充分的准备。首先是准备好沟通的内容,安排好恰当的时间,并充分运用语言和非语言沟通技巧,使患者主动配合并参与其中。

1. **沟通策略灵活**　以患者为中心,鼓励患者说出真实想法、感受、心理需要等。交谈时除了采取一般的沟通技巧外,还应根据患者病情、体力、心理等采取不同的沟通策略,引导患者主动诉说。如指导性交流、非指导性交流和开放性提问等。

2. **沟通目的明确**　在融洽、和谐、轻松的沟通环境中,护士按沟通目的引导患者交谈,防止偏离主题。一旦偏离主题,护士应巧妙转移话题,使沟通按意愿或原定计划进行,想方设法获得需要的信息和资料。

3. **沟通时间洽当**　沟通过程中,护士要有目的收集资料,如了解病情,询问病史等,为进一步检查、诊断、治疗、护理提供依据。要紧扣主题,控制沟通时间,使沟通内容和沟通时间相适应。

4. **沟通记录及时**　沟通内容记录及时,特别是有价值的信息和资料,充分体现真实性、实用性,与病历同时保存,具有法律效力。

四、结　束　期

根据实际情况和预期计划控制结束的时间。恰当巧妙的结束,会给双方带来美好的回忆和留念,如果处理不当,不仅双方深感不快,还会影响下一次的沟通。

1. **选择合适的时间**　当需要的资料和信息已收集完整,话题已尽,沟通目的已达到时,护士应主动征求患者意见,是否结束话题。结束前护士应进行简单总结,核实记录的准确性,并感谢患者的支持和配合。

2. **为下次沟通做准备**　如需继续沟通,要预约下次沟通的时间、地点、内容等。

在实际工作中,沟通过程往往简单明了,没有明确的分期,不拘泥于形式,甚至几句话就解决问题,所以,护士在沟通时应灵活处理。

第三节　特殊患者的治疗性沟通

临床常见的特殊患者指手术患者、传染病患者、肿瘤患者、临终患者等。这些患者生理、心理问题多,病情复杂,护理范围广、难度大,护士需要有较全面的沟通知识和技巧,才能达到预期的沟通效果。

重点提示

　　①手术患者的治疗性沟通技巧；②肿瘤患者治疗性沟通技巧；③临终患者的治疗性沟通技巧。

一、手术的治疗性沟通

　　手术是一种创伤性治疗，会给患者带来福音，也会带来躯体上的损伤，特别是心理上的创伤，初次手术者更是紧张、焦虑、恐惧、失眠等，因此，术前做好沟通性治疗，可减轻因手术刺激带来的生理反应和心理反应。

(一)手术前的治疗性沟通

　　1. 手术前患者的心理变化

　　(1)紧张、焦虑、恐惧：手术患者共同的心理特征是焦虑、恐惧、紧张、不安，担心手术不成功，损害健康或危及生命。术前的这种恐惧心理如果得不到缓解，将会影响术中的配合和术后的效果，甚至引起并发症。因此，护士应针对患者的心理特点，做好详细的疏导工作，这项工作要做到有礼有节，科学可靠，措辞准确，富有教育、开导作用。

　　(2)反应程度：不同年龄的患者心理反应程度不一样，儿童害怕手术引起疼痛，青壮年害怕手术缺乏安全性，中年人怀疑医生水平及手术疗效，老年人害怕手术风险和意外。有的患者甚至出现紧张性休克，有的进手术室前紧张过度而发生室上性心动过速，而不得不改期手术。

　　(3)危害：手术前的这些心理变化均会导致不良后果，如术中出血量增加、术后伤口愈合慢、术后并发症等。

　　2. 手术前的治疗性沟通技巧

　　(1)评估心理需要：对拟手术患者，护士应事先进行心理评估，耐心听取患者和家属的倾诉和要求，详细了解患者的一般情况、心理状态、对手术及疼痛的认识程度等，尤其是患者和家属对手术的态度、顾虑和要求等。了解患者真实需要，给予适当的解释和指导，消除顾虑，减轻压力，勇敢面对手术。

　　(2)满足心理需要：①及时向患者介绍病情，阐明手术的必要性和重要性，解释手术的安全性和疗效，对复杂疑难、危险的大手术，要慎重讨论，反复研究，选择最佳方案，让患者和家属放心。②及时提供术前准备与术后护理相关信息，解除患者的疑虑和顾虑。③现身说法，让已经接受手术获得成功治疗的患者或同室病友介绍情况。安排家属和探视者安慰患者，消除和减轻术前焦虑、恐惧心理，树立战胜疾病的信心。④护送患者进入手术室的过程中，应根据患者情况，向患者介绍手术间的布局、设备，打消患者对手术间的恐惧感和神秘感。进入手术间后，将患者扶到手术床上，摆放好麻醉体位，同时向患者介绍正确体位对手术的重要性，像亲人一样保护、安抚患者，尽力满足患者的要求，要以亲切、鼓励的话语安慰患者，如"请放心，我在这儿"等，避免使用引起刺激的词语，如手术失败、大出血、危险、休克等，以免给患者带来不安，影响手术。

(二)手术中的注意事项

　　手术给患者带来的心理压力是很巨大的，医护人员的态度对患者的心理影响又是微妙的，礼待患者也成了医务人员工作的重要内容。手术过程中,医务人员除认真仔细地开展手术外,应尽量避免一些不必要的言谈,由于麻醉方式不同,患者的心理反应也不同,在非全身麻醉的手术中,因患者意识清楚,对医务人员的一举一动、一言一行都非常认真的体会和考虑,对器械的撞击声非常敏感。所以参加手术的人员,要尽量做到举止沉稳,不要讲容易引起患者误会的话,如"糟了"、"完了"、"错了"等词,或露出惊讶、可惜、无可奈何等语气,以免患者受到不良暗示,产生心理负担,如果术后发生一些不良状况时,患者常会把手术中听到的只言片语及当时的情景联系起来,误认为是产生问题的原因。如一位患乳腺癌的患者,术中听到医师讲"取不完了",就怀疑是自己的肿瘤取不完了,术后问医师:"肿瘤有取不完的吗?"医师顺口说:"有!"患者听后闷闷不乐。上级医师查房时,患者又问同样的问题,经追问,患者说出术中听到的话,得到上级医师解释,患者才放心了。

(三)手术后的治疗性沟通

手术完毕并不是治疗的终结,许多病情变化都发生在术后。重视术后患者的病情,及时发现问题,对保证患者的生命安全十分重要。

1. *手术后患者的心理变化*

(1)焦虑不安:手术后伤口疼痛、身体虚弱、活动受限等,常常引起患者烦躁不安、焦虑失眠等。

(2)患者角色行为强化:术后患者由于疼痛等因素的影响,造成心理依赖性增强,过分依赖别人的照顾,主观上不努力,造成患者角色行为强化。

(3)担忧抑郁:担心手术不成功,总觉得身体不适,误认为手术失败,产生沮丧心理,甚至怨恨医师。

(4)心理缺失:某些手术会造成患者躯体或形象的改变,导致手术后心理问题增多,如截肢,女性乳房切除,男性前列腺手术等,均会导致不同程度的功能障碍或不同程度的心理障碍。

2. *手术后的治疗性沟通技巧*

(1)反馈信息:尽快向患者反馈手术后信息,如手术经过、病灶切除情况、手术效果等。护士以和蔼可亲的态度赞扬患者战胜恐惧,配合手术,使手术圆满成功,鼓励患者继续发扬这种精神,配合病房护士做好术后战胜痛苦的护理工作等,这样亲切、礼貌的态度对刚刚手术的患者是极大的安慰和鼓励。

(2)解除疼痛:由于个体差异,每个人对疼痛的敏感性和耐受性是不一样的。有的对疼痛敏感,表现得难以忍受,痛苦不堪。护士应给予充分的理解,可根据医嘱给予镇痛药,或鼓励安慰患者,用音乐疗法、看电视等方法转移患者注意力,缓解疼痛。

(3)术后指导:术后适当活动对患者康复很重要,护士应正确指导。如鼓励患者有效咳嗽、咳痰,以保持呼吸道通畅,预防肺部感染。加强营养指导、功能锻炼、伤口护理等,以促进患者早日康复。

二、传染病患者的治疗性沟通

传染病患者可通过呼吸道或伤口的分泌物、消化道的排泄物、污染的食物及水源等直接或间接地传染他人,影响他人的健康。一旦患者被确定为传染病,不但要饱尝疾病的痛苦折磨,还要与外界进行隔离,谢绝探视,与家人和朋友难以见面,孤独感和自卑感特别强,出现复杂的心理反应。

(一)传染病患者的心理特点

1. 孤独自卑　一旦传染病患者被确诊,尤其是被隔离后,限制了与外界的接触,自卑、恐惧、孤独心理特别强,自我评价低,认为自己令人讨厌,连亲戚、朋友都疏远,尤其是烈性传染病被单独隔离后更是恐惧,认为自己是个瘟神,人人见了害怕,恐惧、自卑、孤独等心理融为一体。

2. 隐瞒病情　害怕别人知道自己患了传染病讨厌、歧视自己,想方设法故意隐瞒实际疾病和病情,将重病说成轻病,将传染病说成一般性疾病,如将"病毒性肝炎"说成"胆囊炎",把"肺结核"说成"气管炎"等。

3. 埋怨自责　患病后产生愤懑情绪,总是自责平时不注意,怨恨自己虚荣心太强,好面子,不好意思拒绝已患传染病的亲朋好友,埋怨别人不友好将疾病传给自己。整天怨天尤人,自认倒霉,情绪失控,迁怒他人,无缘无故发脾气。

(二)传染病患者的治疗性沟通技巧

1. 提高认识　帮助患者提高对传染病的科学认识,告诉患者传染病在传染期是有传染性的,必须隔离治疗,目的是防止传播和流行。隔离期间患者深感自卑和孤独,护士要及时进行宣传和教育,告诉隔离的目的和意义,指导隔离期间的生活和治疗,多关心患者,消除其孤独和自卑心理,鼓励患者积极配合治疗,尽早解除隔离,恢复正常生活。

2. 树立战胜疾病的信心　长期慢性传染病患者,病程长,治愈困难,容易遗留后遗症,患者非常关注自己的预后,容易悲观、失望、敏感、多疑、猜测等。四处收集疾病信息,到处打听治疗方法,护士应针对这种心理状态,及时提供患者的病情信息、治疗方案和治疗效果,消除患者的不安心理。

3. 消除心理创伤　对隐瞒患病实情者要及时给予心理指导,告诉患者患病只是暂时而已,应面对现实,待疾病康复,解除隔离时,跟正常人一样上班、生活,众人也不会躲避。对埋怨、自责的患者,要及时进行教育,患病是多种原因导致的,并非某人某事引起,多数是自身抵抗力下降,免疫力低下,环境有传染源,通过不同途径传播的。一旦患上也不能认为自己倒霉,只要诊断明确,配合治疗和护理,大多数是能康复的。

三、肿瘤患者的治疗性沟通

目前,我国肿瘤的发病率很高,治愈很难,尤其是晚期,预后不好。肿瘤患者有很多不同于其他患者的心理需要,与肿瘤患者沟通也是当今医务界的一大难题。因此,在护理工作中应正确引导患者,有利于疾病的治疗和康复,反之则加重病情,促使病情恶化。

(一)肿瘤患者的心理需要

肿瘤患者的心理需要与自身心理特征、病情严重程度以及对肿瘤的认知度有关。

1. 发现阶段的幻想心理　恶性肿瘤的发现一般是正常查体或偶尔发现,患者往往方寸大乱,从心理上难以接受,表现为惊讶、焦虑、恐惧、幻想、否认、矛盾等。四处求医,在多家医院、医师之间进行检查、诊断,希望是误诊,幻想是良性肿瘤。这个阶段患者的心理还不太恐惧,因没有确诊,幻想着奇迹的出现,对生命抱有很大期望。

2. 确诊阶段的复杂心理　这一阶段患者会经历以下不同的心理反应。

(1)震惊、恐惧:一旦确诊,患者会感到震惊,产生恐惧。这种恐惧包括对死亡的恐惧,对疾病、疼痛的恐惧,对身体缺损的恐惧,表现为恐慌、哭泣、冲动,甚至晕厥等。

(2)怀疑、否认:患者平静下来后,开始怀疑诊断的正确性,于是极力否认。这种否认实际是一种自我防卫反应,是一种保护措施,可以起到降低恐惧程度、缓解痛苦、逐步适应意外打击的作用。

(3)愤怒、自卑:多次、多处的医疗诊断和某些症状、体征的出现,证明患病已是事实,无可否认。于是患者变得易怒,产生对立情绪,不服从、不遵医嘱,出现攻击性行为,谩骂,摔东西等。

(4)接受、适应:经过一段时间的痛苦挣扎,患者情绪慢慢平静下来,不得不接受现实,逐渐适应。表现为痛苦、抑郁、哭泣、悲伤,不愿交流。这种情绪可伴随整个病程。

3. 治疗阶段的痛苦心理　恶性肿瘤的治疗多数为手术治疗、放疗和化疗,均会导致严重的创伤和毒副作用,给患者身心带来极大痛苦和折磨。

(二)肿瘤患者的治疗性沟通技巧

1. 发现阶段　患者处于幻想期,这种幻想可以支持患者与疾病抗争,护士最好不要揭穿。鼓励患者及早明确诊断,为早期治疗赢得时间。指导患者正确面对,让患者意识到恶性肿瘤虽然是一种严重危害人类健康的疾病,但只要树立战胜疾病的信心,保持良好心态,积极配合治疗,恶性肿瘤也是可以治疗的。即使不能治愈也可以延长生命,帮助患者重新燃起生命的希望。

2. 确诊阶段　患者一旦知道诊断结果,往往无法正确面对而产生消极、悲观、绝望心理,甚至轻生。因此,采用何种方式告诉患者诊断结果就成了医务人员及其家属共同面对的难题。要根据患者的性格特点、疾病情况、适应能力及对疾病的认知程度,与家属协商后作出慎重决定。告知前,护士应帮助患者做好足够的心理准备,选择恰当的时机告知。如果不能告知的,护士要与家属统一口径,避免引起怀疑。

3. 治疗阶段　面对接受检查、手术、化疗、放疗的患者,护士应该提前进行教育,运用自己扎实的医学知识和专业技能,向患者讲解治疗的目的、意义、方法及注意事项、可能出现的不适等,使患者对所接受的治疗心中有数,进而充满信心和希望,使治疗效果达到最佳状态。

四、临终患者的治疗性沟通

临终是指人体主要器官功能趋于衰竭、生命活动走向完结、死亡即将来临的时期。一旦患者知道自己生命即将结束,心理变化极其复杂。由于其特殊的心理变化,要求护士与之沟通时要与普通患者有所不同,如对死亡的看法和认识,对人生重大问题的交流和讨论等,以提高患者生存质量,使患者能平静、安详地度过生命的最后一程。

(一)临终患者的心理变化

处于临终期的患者,心理会发生一系列变化,主要有否认期、愤怒期、协议期、忧郁期、接受期。这些变化并不是严格按照顺序出现的,而是有时出现其中一部分,有时重合,有时提前或推后。

1. 否认期　患者一旦知道自己即将面临死亡,第一反应是"不可能是我,这不是真的,肯定是弄错了",极力否认,拒绝接受事实。时间长短因人而异,多数患者会很快度过,而少数患者直到死亡都处在否认期。

2. 愤怒期　当患者得知自己疾病的真实情况后,"否认"无法坚持下去,就进入了愤怒期,表现为怨恨、愤怒、无助,"为什么是我?这不公平!为什么把我弄到这个地步?"难以控制情绪,常常迁怒他人,如医务人员、家属等,不遵守医院规章制度,拒绝治疗,以发泄内心的不满。

3. 协议期 患者愤怒心理消失后,慢慢接受事实,产生强烈的求生欲望。为了延长生命,患者往往会用各种合作和友好的心态接受治疗,请求医生想方设法治疗疾病并期望奇迹发生。为此,患者会做出很多承诺作为交换条件,出现"只要让我好起来,我会……"患者变得和善,努力配合治疗与护理,对生存抱有极大的希望。

4. 抑郁期 当患者身体状况日趋恶化,认识到治疗与挣扎均已无望,会产生强烈的失落感和孤独感。"我不行了,不会有什么希望了",患者陷入忧郁、沮丧、退缩等情绪中,甚至想自杀。这一时期患者体验到准备后事的悲哀,变得沉默寡言,忧心忡忡,要求见亲人、朋友,希望自己喜欢的人陪伴。

5. 接受期 经历了上述心理变化后,患者对死亡有了一定认识而变得平静,认为自己完成了人生的一切并做好了心理准备。患者不再悲伤和恐惧,喜欢独处,睡眠时间增加,表现得平静、安详。

(二)临终患者的治疗性沟通技巧

护士应准确评估者对死亡的认识和理解,根据不同的心理变化,采取不同的沟通策略。

1. 否认期 否认临终真相,对患者起保护作用,不要急于告诉患者真相。应根据患者的接受能力和心理准备情况选择合适的告知时间、方式和场合。面对患者的疑问,护士应认真回答,并与其他医务人员和家属保持一致。

2. 愤怒期 这一时期,护士应主动提供时间和空间让患者表达他的害怕和恐惧,充分理解患者对愤怒的发泄。注意保护患者的隐私和尊严,满足患者的心理需要。

3. 协议期 此期护士应主动关心和帮助患者,让他认识到接受治疗的益处。鼓励患者说出内心真实的感受,尽量满足患者的合理需求,使患者更好地配合治疗和护理。在此过程中应尊重患者的风俗习惯和宗教信仰。

4. 抑郁期 护士应主动鼓励和安慰患者,给予同情和照顾。尽量多安排家属陪伴和亲朋好友探视,指导和鼓励家属参与护理工作,有助于对患者的心理安慰。

5. 接受期 尊重患者最后要求,让其安静独处,保持室内安静、明亮、安全、舒适,防止外界干扰,帮助患者了却心愿,不留遗憾。

讨论与思考

1. 治疗性沟通的目的是什么? 有哪些影响因素?
2. 治疗性沟通的过程包括哪几期?
3. 临终患者的治疗性沟通技巧有哪些?

（殷金明）

第 *13* 章

护理实习生临床实习的人际沟通

学习要点

1. 实习前的准备、实习护士应具备的素质和能力
2. 护理实习生与带教老师的沟通原则和影响沟通的因素
3. 护理实习生与患者的沟通原则和影响沟通的因素

✚ 案例分析

实习护士小张在消化外科实习,带教老师安排她每日4次监测5床患者的生命体征。5床是腹部手术后的患者,小张为其测量血压时,发现血压低于正常值,怀疑患者休克,但观察患者情绪高涨,与其陪护高谈阔论,随即排除了休克的想法,认为应该问题不大。因为担心患者及带教老师怀疑自己的操作水平,小张谎报了一个正常的血压值。患者随后由于感染性休克死亡。患者家属对医院的用药和治疗存在质疑,引发了医患矛盾。

分析:

1. 小张的错误有哪些?
2. 假如你是实习护士,遇到这种情况,会怎么做?

第一节　实习前的准备

临床实习是护理教育的重要组成部分,是实现知识向能力转化的重要过程,也是培养护生成为合格护士的关键环节。护生为能够以积极的心态进入临床实习,要做好各种准备。

> **重点提示**
>
> 实习护士应具备的素质和能力。

一、知 识 准 备

护理专业是理论与实践并重的学科,在社会对护理工作的要求越来越严格的今天,护理工作者还要加强临床意识的训练。

(一)重温医学理论知识和强化护理操作技能

1. 重视医学基础理论 《解剖学》《生理学》《病理学》《健康评估》等医学的基础知识,是实践的基础,实习前,应自行复习回顾。护生只有更扎实地掌握理论知识,才能更好地适应临床带教老师的指导。在临床工作中,有深厚的理论知识作为指导,可以帮助护生更好的观察患者病情变化,及时做出正确判断;反过来,在实践的过程中不断应用理论知识,也可以帮助护生加强对理论知识的掌握。

2. 强化护理操作技能 护理操作是护生进入临床实习中即刻运用的技能,无论是《护理学基础》的基础护理操作,还是各项专科护理操作,护生应在实习前继续强化。对于重点的实训项目,护生要着重把握操作中的重点、难点及易出现差错的知识点,以提高临床实际操作中的成功率,减少事故发生率。

3. 强化沟通意识和能力 现代护理服务理念是以患者为中心,护生在进入临床前应加强与患者沟通的意识,继续强化沟通的技巧和能力,以适应临床中各种类型患者的需求。

(二)强化临床意识

1. 增强卫生法律意识 护理专业是一个特殊的服务行业,要求护理工作者技术水平高,工作责任心强,稍有失误就会有医疗纠纷发生。护生在校期间曾学习过与护理有关的卫生法律法规,增加了法律知识,增强了自我保护意识,明确了护患双方的权利和义务。实习前再次加强卫生法规意识,可帮助护生在实习中进一步认清临床护理行为规范和操作规程的分量,从专业技能操作到人际沟通技巧等方面严格要求自己,一方面可以减少偏差,提高护理质量,另一方面也使自己的合法权益受到保护,既提高了执行各种规章、履行护理道德规范的自觉性,也提高了履行法规的自觉性。这需要护生提升临床工作过程中的责任心,严格"三基三严"的贯彻。

2. 强化无菌观念和自我安全防护意识 在学校学习期间,老师即着重强调对护生的无菌观念和自我安全防护意识的培养。进入临床前,护生应注重提高自身的无菌观念和自我安全防护意识。临床上,注重无菌观念,是对患者负责,注重自我安全防护意识则是对自身负责。因此,实习生要认识到自我安全防护观念的培养与无菌观念的培养同等重要。

二、环 境 认 知

环境认知方面包含医院环境和临床实习环境两方面。一方面可以让护理实习生更快的熟悉具体的地理位置,另一方面可以使护理实习生更好地面对实习中产生的各类问题。

(一)了解医院整体环境

医院的区域设置都基本相同,在《护理学基础》课程中有详细的介绍。护生进入实习前充分了解医院各个区域的基本工作性质,进入临床后,能够更快地适应医院环境,有助于护生实习任务的顺利开展。

(二)熟悉临床实习环境

临床实习环境指临床环境中相互作用和影响护生学习效果的所有因素构成的一个网络,

是护生掌握护理技能,角色社会化,树立护理专业责任感的场所。构成临床实习环境的相关因素有:学校和实习医院对实习工作的组织和安排、临床带教老师的业务素质和个人综合素质、实习医院和科室工作人员对待工作的态度、实习过程中的人际关系状态、临床带教老师的教学方法、带教老师是否能够给实习生足够的动手机会以及医院能够为实习生提供学习资源的多少等。提前熟悉构成临床实习环境的相关因素,有助于护生以积极的态度和有效的方法处理临床实习环境中遇到的问题,更好地完成实习任务。

三、心 理 准 备

护理是一门实践性很强的学科,临床实习是护理教育的重要组成部分。护生即将离开学校进入实习医院进行临床实习,应该认清自己的角色即将转变,做好相应的心理准备。

(一)做好从学校到实习医院的心理转变

1. 做好积极学习的心理准备　离开学校并不是脱离了学校的管理,而是从单纯的学校管理转变为学校与实习医院的共同管理。实习学生不仅要遵守学校的实习阶段相关规定,同时还要遵守实习医院的相关规章制度。要以积极学习的心理状态代替原有可能存在的懒散的心理状态。

2. 做好自学为主的心理准备　临床带教老师不仅要完成带教实习生的任务,更重要的是要完成繁重的临床护理工作。忙碌繁重的工作任务使带教老师在带教过程中不能像学校教师那样耐心的回答实习生的提问,护生要学会以自学为主的方式学习,尊重带教老师,寻找合适的时间进行有效地请教。

3. 做好以患者为中心的心理准备　家庭生活中,家长多以孩子为中心;学校生活中,以学生为中心。护生进入临床要做好以患者为中心的心理准备。进入临床后,患者不再是实训课中简单的需求,而是多种多样的需求。要做到以患者为中心,在临床中护生应该充分运用所学课程中的知识,通过有效的沟通了解患者的需求,满足患者的生理与心理需要。

4. 做好团结实习生的心理准备　进入实习医院后,要学会团结来自不同学校和不同学历层次实习生。学会在他们身上汲取各种优点,学习他们的自学能力、工作自觉性和自律性,以及人际交往能力和处理突发事件的能力等。避免因为学校、年龄和学历方面的差异而疏远,甚至发生矛盾。

(二)做好面对医疗纠纷的心理准备

现代社会,人们的法律意识增强,在临床中维护自身权益的人越来越多,但是患者及其家属,真正了解医疗和护理过程的人却很少,因此医疗纠纷发生的次数越来越多,然而实习生处理医疗纠纷的能力有限,要做好面对医疗纠纷的心理准备。

1. 避免由于自己的失误而引发医疗纠纷　在临床工作中,如患者不同意实习护士为其操作,则护生不必勉强,以免由于操作中患者不满意引起纠纷。在工作中,要谨言慎行,避免由于言语、表情、行为失当而引起误会引发矛盾。

2. 遇到医疗纠纷时的应对　实习护生在遇到医疗纠纷时,尽量避免自己独自面对,应立即向自己的带教老师寻求帮助,向带教老师陈述纠纷发生的原因,协助老师正确判断,并予以处理。

(三)认清优势增强自信

缺乏自信心是中职护理专业学生的普遍心理状态。中职护理专业是目前国家承认的最初级的护理学历,弱点不可避免,如年龄小、知识掌握量少、工作专注程度有限等。但中职护生的优势在临床中也颇具口碑,中职生年龄偏小,思想单纯,容易与老师和患者沟通;实训内容范围广,护理技术操作熟练;新环境适应能力强等。认清自己的优势,坦然面对劣势,努力改进不足,不必妄自菲薄。

四、身体准备

在学校期间,学习生活时间规律,身体能量储备充足,临床实习中的工作强度决定了护生身体准备的重要性。

(一)加强体能训练

护理工作体能消耗大,曾有新闻报道,护士一天工作在病房内的走动里数达到半程马拉松的长度,约为16km,说明护士的工作强度很大。为保证护生进入临床实习能够迅速适应这种高能耗的工作特点,应在学校学习期间即开始规律的体能训练:如每天利用护理礼仪姿态训练的内容训练自己长时间站立和行走的能力,既保证了体能训练的持续性,又能保证基本礼仪姿态的训练。

(二)保证充足的睡眠

临床实习中,实习生将与带教老师一起倒班。倒班是医院内常用的排班习惯,有白班、小夜班和大夜班的上班时间,保证24小时都能有精力充沛的护理人员为住院患者提供精心服务。学校学习的时间特点与医院倒班中的白班时间接近,因此护生比较容易接受白班,对于两种夜班则难以快速适应。做好上夜班的准备,是进入临床实习的一项重要内容。护生要做到,保证自己能够有充分的睡眠和休息,不要因为贪玩而消耗掉储备能量的时间,耽误夜班的工作任务。

(三)保证营养的摄取

医院加班是由于患者病情变化不确定的特点导致,护理工作者误餐率相对较高。护生临床实习期间,上班前一定要保证充足的营养摄入,不挑食、不偏食,更不要盲目减肥而节食,避免出现由于营养摄入不足引发的低血糖现象。

五、礼仪准备

通过本课程前半段的学习,护生应对礼仪与沟通有一定的认知,进入临床前,要严格审视自己,发现自己的优缺点,补足短板,增强自信。

(一)仪容仪表符合要求

包括发型、妆容、着装等方面,要求符合所在场合的要求,基本以得体大方、端庄文雅为主。在医院实习过程中,要认真遵守护士着装规范,衣、帽、裤、鞋搭配合理,遵守就餐不着护士服的要求。

(二)时间观念的重要性

守时是对他人尊重的表现。临床实习中,必须加强时间观念的认知,不可迟到早退或无故缺勤。根据所在科室工作特点,接班时应提前到达科室准备。

(三)表情选择的重要性

医院是特殊的服务场所,护生的表情表达显得尤为重要。虽然微笑能够给患者带来温暖,但不是所有的场合都适合微笑。在患者病情危重或已经死亡,护理工作人员应该选择凝重严肃的表情;在为患者或陪护进行用药指导时,应该选择认真和善的表情;在为患者进行护理操作时,应选择严谨专注的表情等。通常不恰当的表情选择是引发护患矛盾的导火索。

(四)控制情绪的重要性

现在的护生有很多是独生子女,平时父母娇惯照顾,养成了任性的习惯。进入临床实习后,实习护士会由于工作紧张、压力大,而造成情绪不稳、焦虑等不良的心理状态。如不注意调整和控制自己的情绪,把不良情绪带入工作中,很容易导致护患冲突发生。

六、实习护士应具备的素质和能力

实习的过程是将护生角色转变为护理工作者角色的过程。在这个过程中,护生必须培养自己作为一名护士所应该具备的素质和能力。

(一)良好的护德护风

白衣天使的称号是护士的代称,他们用自己的无私付出陪伴着人们从出生到死亡的全过程,救死扶伤是护士的天职所在,爱与奉献是护士的道德体现,慎独精神是护士的自我约束,平等待人是护士的基本素质,这些都是护生在进入临床前应牢记并遵守的职业道德。

(二)与人为善处事方式

学会尊重医院内每一位工作人员。与带教老师建立良好的师生之情,尊重医院的行政管理人员和各个岗位上的医师、药师、护师、技师等人员,同时不忘记尊重院内的保洁人员、护工等工作人员。只有学会了尊重他人,做到与人为善,才能帮助护生更加顺利地完成实习任务。

(三)3C3H 素质

3C3H 素质是我国著名化学家、原中国科学院院长、全国政协副主席、人大副委员长卢嘉锡向科学工作者提出的工作要求,同样也适用于护士。

1. Clear Head　清醒的头脑。头脑不一定很聪明,但一定要有条理,思路要清晰。

2. Clever Hands　灵巧的双手。要有动手能力,不仅理论要学得扎实,操作也要做得好,在护理这门实践性非常强的学科中,实践操作的能力尤为重要。

3. Clean Habits　清洁的习惯。护理工作是科学和艺术的结合,在临床护理工作中,无论是技术操作,还是护理文书的书写,都要养成干净利落、清洁美观的良好习惯。

(四)提高处理突发事件的能力

临床实习中,要学会避免护患矛盾的发生,护生应提高处理突发事件的能力。在学校进行各科实训时,护生学习过面对患者及陪护的礼仪与沟通的方式,但在临床实习过程中,实际情况要复杂的多,并不像课程模拟般那样简单,应遵循面对患者及陪护谨言慎行、不卑不亢,面对自己坚持慎独、有错就改的处事原则。在带教老师的指导下进行与患者的沟通,在完成工作时,敢于直面自己的失误,在遇到自己难以处理的问题时,要学会先退让,请带教老师来帮助处理,避免激化矛盾。处理突发事件的能力是需要在临床中不断历练而总结经验,在实习过程中,护生应通过学习带教老师处理问题的方法和经验,完善自身,提高能力。

小故事

曾有一位老护士送给年轻护士的笔记本上写着四句话:"护士要有鹰一样的眼睛,虎一般的胆量,绣花般灵巧的双手,慈母般关爱的心。"年轻的护士不理解,老护士耐心的解释:"作为一名护士,不是你有了深厚的理论基础和熟练的技术操作,就能成为一名合格的护士。合格的护士要有敏锐的观察力,能够通过患者所表现出的细微变化,判断出患者病情的变化;合格的护士要有过人的胆识,在危急时刻能够挺身而出的勇气,而且有勇有谋;合格的护士要心思缜密,心灵手巧,面对复杂的病情能够通过敏锐的双眼对患者进行观察,并有条理的实施护理,而且能够在操作中细致规范,为患者减轻痛苦;合格的护士对待患者,就像面对自己的至亲,像妈妈照顾孩子一般的无怨无悔。"年轻护士读懂了这四句话中的含义,在之后的工作中不断用这四句话勉励自己。

实习前的各种准备是帮助护生在进入实习时能够更好地适应临床工作,更快地融入其中获取知识,避免无谓的错误发生。希望大家在实习前的准备中查缺补漏,信心满满的进入实习岗位。

第二节　护理实习生与带教老师的沟通

护理实习生应与带教老师保持和谐融洽的人际关系,这样既可以保持自己在实习过程中的心情愉快,也可以大大提高学习工作效率和学习工作质量。

重点提示

护理实习生与带教老师的沟通原则。

一、转变角色

从学校到医院,在临床带教老师眼中,护理实习生既是继续深化理论和实践学习的学生,又是正在熟悉医院工作的护理职业继承者;在患者及其陪护眼中,护理实习生是在生命危难时可以信赖的护士,是代表医院的一份子;在医生眼中,护理实习生是实施治病救人工作的合作者;在护工眼中,护理实习生是经过系统理论学习的工作指导者。因而护生自己对自身角色的定位也应该从一名单纯没有社会责任的学生、父母手中的宠儿转变成为一名担负着护理工作接班人任务的护理实习生。

(一)主人翁角色的建立

进入实习医院,护理实习生即成为医院的一份子,迅速让自己成为医院的主人翁,可以更快地融入医院的工作环境中。作为医院的一份子,在患者及其陪护面前的一举一动、一言一行都要对医院负责;作为实习科室的一名实习生,在其他科室老师面前的处事方法、应变能力都要对科室负责;作为带教老师的学生,实习生的理论掌握和操作水平,以及接人待物都要对老师负责。不要认为自己进行实习的医院并不是今后的工作单位,而不在意实习医院声誉的维护,如果不加强融入新环境中的能力,也必然在今后的工作单位中缺失适应力。

作为实习生,在建立主人翁角色的同时,更需要把握好"度"。一方面要让自己融入医院、科室之中,以一名医院工作者的态度完成工作;另一方面应该认清自己是一名实习生的事实,在认真遵从带教老师指导的同时,要分清楚哪些工作是需要自己独立完成,哪些工作必须汇报老师,遵从老师的指导完成工作,充分认识到工作热情和工作责任之间的区别。

(二)建立良好的师生关系

1. 互尊互重的师生关系　实习生通过对工作的专注、对知识的渴求、对操作的严谨来表示对带教老师的尊重,通过对人际关系得当的把握、对处理突发事件的能力、对繁重工作的认真对待等来赢得带教老师的欣赏。

2. 平等互助的同伴关系　实习生与带教老师之间应该采用互帮互助的相处方式。带教老师与实习生之间师徒式的教学方式,在相互尊重的基础上,师生之间的生活、工作、学习的关系更为紧密,互帮互助的机会更多、更自然,师生一起上、下班,一起面对工作任务等经历,在这一过程中,使师生间更像同伴。

(三)适应职业需要

当代年轻人呈现思想多元化、需求多元化、行为多样化等新特点,特别是一些护生娇生惯养,吃苦耐劳的精神欠缺,心理承受能力差。主要表现为:①怕吃苦、怕脏、怕累,较懒散;②有些护生仪表张扬,我行我素,服务态度冷漠,语言生硬,觉得护理工作是伺候人的工作,有厌烦之感;③不懂得怎样与患者交流,进入病房时觉得拘谨,无所适从,缺乏自信;④上班迟到、早退、脱岗、私自调班、无故缺勤;⑤上班时用手机聊天,嬉笑玩闹,态度懒散。这些缺点常成为事业无成的主要原因。因此,每个护生对自己的优缺点都应有基本准确的认识。根据自己的不同特点和能力素质,确立一个自我教育培养的目标,以使自己尽快完成从学生到护士的角色转变,尽快适应职业对个人的要求,适应社会优胜劣汰的严酷竞争环境。

二、沟 通 原 则

沟通是双向的,但是实习生与带教老师在沟通上应该更加尊重带教老师,体现出沟通的主导权在受尊重一方的掌控中。

(一)礼貌性原则

礼貌包括的内容有仪容仪表、眼神表情、体态动作、言语谈吐等综合表现,是一个人综合素质的统一体,更是对他人尊重的体现。护理实习生要加强礼貌用语使用的训练,使礼貌用语的应用成为习惯,防止在忙碌的工作中因疏忽礼貌用语的运用而引起护理实习生与带教老师之间的矛盾。交谈中恰当地使用礼貌用语,是博得带教老师好感和体谅的最简单有效的方法。

1. 尊敬老师　"师者,传道授业解惑者也"。带教老师是护生进入临床工作的启蒙者、领路人。作为学生,对教育者的尊重和信赖是保证教育质量的重要条件。带教老师的榜样作用和谆谆教诲将影响护生一生中的工作态度和习惯。尊敬老师是每一位优秀人才最基本的品德,也是对护生最基本的要求。中职护生的年龄正是世界观、人生观等形成的关键期,因此正是道德的建立,礼仪的观念、意识和习惯培养的最佳时期。因此,护生应首先从尊重老师做起。

2. 理解老师　承担带教任务的护士,通常是在临床上工作任务最为繁重的一线护士,有一定的工作经验和资历。带教老师不仅是实习生在临床学习上的指导教师,更是实习生临床操作的监护者,如果实习生出现了严重的操作失误,带教老师则难辞其咎。作为实习生要了解和理解带教老师的压力,能够理解老师很多时候为什么不让实习生动手操作。作为带教老师,也会同样理解实习生的需求和压力,为大家创造更多的动手机会。理解老师严格要求的原因,只有严格的要求才能避免错误的发生,才能使实习生更加进步,实习生在充分理解老师的同时,应认真接受老师的指导,汲取老师教授的知识,这样会使自己得到带教老师更多的言传身教。

3. 谦虚求学 实习生在不同的科室中遇到的带教老师是不同的,每位老师可能会有自己的长处和短处,实习生应扬长避短,各取所长,并要从自身做起,从带教老师和周围人的优点学起,做爱岗敬业、严谨自律、豁达宽容、脚踏实地、谦虚求学的学生。在带教老师指导学生实际操作时,实习生应表现的沉稳、大方、敢于担当;这样不仅可使患者安心,也会让带教老师放心;但是如果实习生表现为推诿、惧怕、唯唯诺诺,则会令患者质疑,也会让带教老师对其失望。不过,如果确实是对此操作不熟悉,则可实事求是的告诉带教老师,希望老师再给自己演示讲解,以确保下次操作成功。

(二) 规范性原则

护理实习生沟通的规范性体现在语言的表述要准确、语音要清晰、语速要适宜、语法无歧义等方面。

(三) 科学性原则

护理实习生在与带教老师沟通中,坚持实事求是,客观辩证,实话实说,不要不懂装懂。无论是面对各种操作的流程,还是面对药品的配比,或是最简单的测量生命体征的方法,都应该坚持规范的操作和记录。不要夸大和扭曲事实,在实习生的实习过程中,出错并不可怕,及时告诉老师,及时纠正错误。最可怕的是自己犯了错误,却由于畏惧带教老师的批评而隐瞒错误,导致错误无法及时得以更正,最后酿成大错。要做到不懂就问,虚心学习。

(四) 准确性原则

准确性是指护理实习生与带教老师沟通时使用确切的概念和医学用语,合理地进行判断和表述,注意表达的意思应准确,不可含糊。

三、影响沟通的因素

临床实习在医学教育中是非常重要的阶段,但是实习效果却因人而异,更好地了解影响带教老师与护理实习生之间沟通的因素,是减少或避免师生间产生隔阂的重要途径。

(一) 医院方面的因素

1. 院方的重视程度 有调查发现,在临床带教过程中,护士长及带教老师对护理实习生的关心程度远低于护理实习生心中的期望值。尽管护士长及带教老师多数身兼数职,工作任务和压力繁重,但是有些带教老师却仅仅将护理实习生看作是能够帮忙跑跑腿的"小跟班",平时带着护理实习生干干活即可,缺乏对护理实习生的全面认知。护理实习生自从进入临床,不仅仅是一名学生,更是护理行业的接班人,他们有血有肉有思想,有不同的心理感受,需要带教老师的从各方面了解、认知,并加以关心和爱护,还要学会与护理实习生之间如何进行沟通和交流。

2. 代沟导致的沟通障碍 由于带教老师必须要有一定的临床经验和护师以上的职称,因此带教老师的年龄在 25~45 岁,相对年轻的带教老师,护理实习生与之年龄差异小,在话题的选择方面可以找到更多的共同语言,沟通和交流相对容易。但是年龄较大的带教老师,在与护理实习生交流方面确实存在着阅历、眼界,甚至是世界观、人生观的差别,话题选择除了教学和护理治疗方面的内容外,不易再找出更多拉近双方心理距离的沟通内容,易导致师生交流减少。

3. 护理实习生心理需求　中职护理专业的实习生年龄正值青春期,正是自我尊严最膨胀的阶段,进入临床实习将面临工作热情与工作能力不匹配、护理技术操作不过关、心理应对能力缺乏、理论与临床实践能力差、专业理想与现实、交流需求与交流障碍等多方面的矛盾困惑中,带教老师应充分了解此时护理实习生的心理,在护理实习生操作出现问题时,能够考虑到其他医护人员、患者及其陪护等外界因素,恰当的给予护理实习生指导,避免伤害到护理实习生的自尊心。护理实习生受到批评在临床中是很常见的情况,这也是让护理实习生在临床中发现自己的问题,并体会到问题严重性的重要方式,但是带教老师要注意方式与场合的选择,否则会伤害实习生的自尊心,引起学生与自己沟通障碍。

(二)护理实习生方面的因素

1. 性格的差异　无论是带教老师的性格还是护理实习生的性格,在沟通过程中都是影响沟通效果的重要因素。有专家专门就性格与沟通关系进行研究,发现内向型、中间型、外放型性格者的沟通效果之间有显著差异,其中,中间型与外放型性格明显占有沟通的优势。医院选择带教老师过程中,中间型或外放型性格者更容易被确定为带教老师,他们能够更好地与护理实习生进行沟通和交流。而对于护理实习生来说,性格特征不易改变,但是也应该了解性格的优缺点,力图挽回性格缺陷带来的不足。

(1)中间型或外放型:此类同学具备乐观、开朗、宽容、豁达的性格。但是在与带教老师的沟通过程中,如果不注意调控自己的情绪和品行修养,出现问题后将会加重心理的紧张感,不利于主观能动性的发挥甚至产生逆反心理,沟通则难以顺利进行。

(2)内向型:此类同学性格内向、安静、不善与人争辩,更容易听从带教老师的指令,从属性强。但由于不善于与人们交流,导致交流双方缺乏互动,在工作中难以赢得医护人员及患者的信任,尤其是缺乏与带教老师的沟通易造成师生隔阂。

因此,无论是哪种类型的性格,都有其缺点,应根据自己的情况,适当改善,以减少不利因素对自身的影响。

2. 时机的把握　交流与沟通需要时机的把握,把握好了时机,能促进沟通顺利进展,时机把握不当,则会使效果大打折扣。临床工作是忙碌的,在带教老师忙碌的工作中找到机会与之交流,不仅需要护理实习生会找准合适的时间,并且要求护生对问题能够精准的把握,将问题简练且准确的在有限的时间内提出,并确保带教老师能迅速理解你的疑问,以方便解答。如果时机把握不准,或是问题冗长拖沓,都会使带教老师更加不耐烦,导致沟通出现障碍,影响师生情感培养。

3. 学习的态度　良好积极的学习态度,能够很好地促进带教老师和护理实习生之间的沟通和交流。反之,带教老师了解到实习生的学习态度是回避消极的状态后,带教老师在忙碌的临床护理工作中,不可能始终督促实习生加强临床护理实践的学习,也必将影响其获得实际动手操作的机会。

4. 工作的态度　在临床实习中,护理实习生应该始终抱有积极的工作态度,积极地工作态度不仅可以帮助实习生在医院科室内与各类医务人员建立良好的人际关系,更可以帮助其为顺利地完成实习任务打下良好的基础。在医院的实习生中,容易导致他人反感的有以下几种情况:①无视医院实习规定,随意请假、私自换班甚至无故缺勤;②经常踩着点上下班,或迟到早退;③做完护理操作,不按规定收拾物品等。自由散漫的工作习惯,不利于实习任务的完成,更为今后的护理工作埋下深深的隐患。

第三节 护理实习生与患者的沟通

患者对护理实习生的工作表现和护理服务是否满意,直接影响临床护理质量,影响实习医院护理人员的形象。因此,护理实习生在与患者及其陪护进行交流和沟通的过程中,既需要用自己良好的举止、谈吐和丰富的医学知识争取患者的信任,又需要时刻抱有谨慎、小心的态度严格要求自己的一举一动、一言一行。

重点提示

护理实习生与患者的沟通原则。

一、树立良好形象

对于护士的形象,社会人众是有共同认知的,医疗卫生工作是服务行业,其服务特点是救死扶伤,用护士的耐心、爱心和责任心帮助患者。因此,护理实习生在实习过程中应遵循这一行业形象的要求,符合患者及其陪护的认知需求,才能更好地获得信任与配合。

(一)仪表仪态

进入实习岗位工作时,护理实习生应该身着医院统一的护士服,佩戴护士帽、胸卡,在特殊科室,如手术室、ICU 等,应按照科室要求穿着和佩戴相应的衣帽。根据患者的情况选择恰当的表情和姿态,表达对患者本身的尊重和病情的关心。

(二)语言语境

即使患者病情严重,也应该让患者及其陪护知道作为护理工作者,对他们是尊重的,这需要运用恰当地表达方式,培养合适的谈话语境。作为护理实习生,应该更好地运用语言沟通或非语言沟通等方法获取信任和配合。

1. 善于使用美好的语言 从一声合适的称谓到一句安慰的话语,从一段自我介绍到专业的解释性语言,美好的语言可以使患者产生亲切、安全的感受,可以在短时间内消除患者在新环境中的陌生感,使之更容易接受身边的服务人员的护理服务。

2. 合理的运用非语言沟通 在实习中护理实习生要学会运用移情效应去体会患者的心理需求,了解患者及陪护的心理感受,对患者的内心需求感同身受之后,才能更自然的运用表情的变化、体态的动作、目光的接触等非语言沟通的方式减少与患者的隔阂,拉近与患者的心理距离。

二、重视生活护理

对于护理实习生来说,临床实习是不断锻炼自己的过程,护理操作的难易程度与独立进行实际操作次数是呈反比的,也就是护理操作困难度越大,实际临床操作机会就越少。这与患者对自己权益的维护是密切相关的。因此,在临床实习过程中,如果希望获得更多更高难度的护理操作实践机会,护理实习生就必须重视从最简单的生活护理着手,生活护理是护理专业的基础性工作,也是护理实习生实习的基础内容,做好基础打理工作,让患者看到护理实习生的耐心和护理操作的专业性,从而慢慢接受护理实习生的服务。

(一)从患者入院时的护理操作开始

患者刚入院时,对医院的环境是陌生的,此时带教老师最为忙碌,护理实习生应该积极帮助带教老师为患者进行入院的护理服务,让患者熟悉并接受自己在护理工作中的位置的不可或缺性。

(二)从晨晚间护理操作开始

晨间护理和晚间护理是临床上相对简单的护理操作,如病床的整理,口腔护理等,这时因为每位患者都要护理到位,而工作人员相对较少,正是护理实习生更好地向患者展示自己护理操作熟练水平的时机,可通过此时的操作密切地接触患者,近距离地观察和了解患者的需求和个人习惯,通过主动的关心和交流取得患者的好感,拉近与患者之间的距离。

(三)从每一次与患者的见面开始

护理实习生的工作原本就是琐碎且忙碌的,与患者见面的机会也相当多。每一次见面时的恰当称呼和一声问候,耐心的解释和指导,操作时的专注和认真,离开时的一句告别和轻声的关门,都是护理实习生向患者表现自己对患者尊重的过程,更是争取患者信任和配合的机会。在每一次与患者接触的过程中,根据护理程序对患者进行评估,分析患者的需求和存在的健康问题,提出有针对性的护理措施,帮助患者早日康复。应该认识到,患者的需求就是建立良好护患沟通的切入点,是建立良好护患关系的关键所在。

三、掌握沟通原则

护理实习生在临床中与患者的沟通有很多方法,只要遵循沟通原则,就会为护理实习生的临床工作带来更多的收获。

(一)注重人文护理

临床中患者的多样性决定了护理工作必须注重沟通的方式,以及因人护理的特点。但无论对哪一类的患者,都要在与患者进行沟通时注重以下几方面:①通过对患者选择合适的称呼,和在患者面前大方的自我介绍,尤其是告知患者自己是一名实习护士的坦诚,让患者感受到来自一名实习护士的真诚和尊重;②恰当地使用换位思考和移情效应,以此体会患者生理、心理、社会的需求,用自己的真诚打动患者。

(二)把握沟通方式

作为护理实习生,有更多的时间观察每一位患者的性格特点,针对不同患者的年龄、学识和性格的特点,选择合适的沟通方式。

1. 对于有一定学识水平的患者,交流起来相对简单。

(1)如果患者性格开朗活泼,沟通过程中应该以聆听为主,但要注意适当的移情效应的反馈。移情不是同情,而是一种换位思考。在与患者进行交谈中可以实现移情的方法有:①换位思考:这是体验对方内心最佳的方式,往往语言表达会以"如果是我的话……",自己设身处地的从对方所处的状况进行考虑,为对方现在的行为找到合理性,用最大的可能性去理解对方。②表达尊重:对患者表达尊重,不仅仅是用合适的称谓称呼对方,也不仅仅是时刻用礼貌的言语,更重要的是要对患者的个性和能力的尊重,而不是因为对方身有病痛,而不相信对方的信念和所作出的选择和决定,要善意的理解对方的观点和行为,不能凭借自己的感情用事,或是妄加评论或试图为其做决定,更不能简单地采取排斥的态度,而应该用尊重的态度表达自己的观点,让对方思考是否接受建议,不是简单地将自己的观点强加于人。

(2)对于性格内向的患者,则应该先用热情的态度主动与其沟通,从对方关心的话题切入,尝试打开对方的沟通意愿,再运用上述的方法与之交流。

2. 对于学识水平一般的患者,应该更多的使用护理专业的指导性语言开始与患者沟通,通过自己专业性信息的提供,而使患者更加信任护理实习生,从而达到支持和配合护理实习生工作的目的。

3. 对于具有对抗性行为的患者,护理实习生首先应该学会忍让,要理解此类患者的心情,体谅其行为的根本因素,避免与之发生争执。在患者情绪平静时,耐心地为患者进行生活护理,并在其间使患者了解护理实习生在医院实习的重要性,以及实习在医学教育中的不可或缺性。

(三)利用非语言沟通

护士的一颦一笑、一举一动都被患者看在眼中,护理实习生要学会使用体态语、表情语。

> **小故事**
>
> 　实习护士小李在肿瘤科实习,根据带教老师的分配与另外两位实习护士一起接待一名52岁的男性患者。患者到来时,大家都闻到患者身上不时散发出一阵阵的粪臭味,小李不但没有像其他的实习护士那样皱着眉头,轻捂鼻子避开患者,反而双手扶着患者,将之送至病床前,大方地向患者介绍了自己,并耐心地为患者进行了入院的生命体征测量,陪着患者等待医生的到来。之后在陪同带教老师为患者进行静脉输液时,患者主动提出让小李来为自己扎针。事后,另外两位实习护士问为什么患者能够信任小李。小李说,病人来到肿瘤科,身上又有粪臭的味道,可以想象他是一名结肠癌根治术后身上有造瘘口的患者。这样的患者,内心一定是有着深深地自卑,他们不希望周围人群对他避之不及,而是希望像面对正常人一样与之进行交流。如果你在初遇到他就避开了他,那么你就很难再让他信任你,而如果你没有避开他,他就会对你充满感激,也会充分支持你、配合你的工作。

(四)苦练操作技能

要理解患者在生理上的病痛带给他(她)的心理压力,在临床上,患者拒绝护理实习生为其进行护理操作的情况很常见,护理实习生不应对患者的行为耿耿于怀,而应该从自身寻找原因,查找不足,刻苦训练自己的各项护理操作,提高操作水平。为使患者更加信任自己,应该更多地为患者进行生活护理,用细致入微的关心关爱感动患者,使患者理解今天的护理实习生就是明天为患者服务的正式护士,是临床护士的继承者。通过护理实习生的自身努力让患者了解今天对护理实习生的支持和配合,是在为自己明日健康做投资,但是如果不具备真正的操作实力,即使沟通能力再强,有各种沟通技巧,都只能是虚幻的空中楼阁。

(五)增强法律意识

随着社会主义法制的日趋完善,许多人都有拿起法律的武器维护自身利益的意识。护理实习生应该做到如实记录患者病情,发现异常及时汇报带教老师,谨慎对待每一项工作,遇到问题及时请教带教老师,发现错误敢于承认并积极配合带教老师及时更正等。作为护理实习生,应该增强法律意识,熟悉护患双方所享有的权利和承担的义务,避免护患矛盾的发生。

四、影响沟通因素

护患关系受到很多因素的影响,了解和认知这些因素,对于护理实习生在实习过程中更好地解决问题,避免与患者及陪护发生矛盾和冲突有着重要的意义。

(一)医院与患者对带教理解不同

患者方面认为医院作为服务单位,自己花钱就应该得到优质的服务,但是医院没有用最优秀的"服务员"为自己服务,反倒是让护理实习生把自己当成临床教学中的"活标本"和能够进行对话的"活教具",在自己身上反复进行练习。对于在生理上已经饱受疾病困扰的患者来说,这就相当于在他们原本就或压抑或烦躁的内心又增添新的巨大压力。虽然教学是医院的本职,但是患者却很难接受自己成为实验用的"小白鼠"这种感受。因此患者在心理上产生反感,认为自己没有得到医方的尊重,而医院也与其治病救人的宗旨相悖,给自己带来额外的痛苦。

医院方面则认为,作为临床教学医院,带教护理实习生是本职的工作和不可推卸的任务,更是社会责任,属于公益事业范畴。护理实习生具有特定的身份,患者进入教学医院就医便代表接受了医院的医疗和教学方式。医院安排护理实习生工作符合有关法律法规和国际医疗教学惯例,而且,进行临床实习是护理专业学生成长为合格护士的必经阶段,医院负责带教,完全是为了培养护理人才,促进医疗卫生事业发展,壮大护理后备力量。从某种意义上说,这完全是为了造福更广大的患者。

(二)护理实习生方面的因素

1. 道德因素　作为护理实习生,是否已经将护士的职业道德放在了第一位,是否将患者的生理、心理和社会等方面需求作为自己工作的中心。在实习中,有部分护理实习生缺少"以人为本"的服务意识,没有将患者与实训室的模型区分开,态度生硬、不会沟通,工作缺乏责任感,影响护理实习生在患者心中形象,严重影响患者对护理实习生的信任。

2. 心理因素　接近一年的实习时间,护理实习生的心理也随着实习的不同阶段变化而发生改变。在实习初期,护理实习生与患者的沟通,表现为不知所措,护理专业知识点都在脑中,不知如何与患者沟通。在实习中期,护理实习生与患者沟通方式主要是依赖模仿带教老师,前一个病例中,老师是如何给患者讲的,在下一个病例中护理实习生就会如何给患者解释,尚不会将所学知识灵活运用在不同病例的护理中。直至实习末期,护理实习生基本适应了临床工作的特点,并且通过近一年时间的临床学习,已初步能将各科知识融会贯通,此时面对患者方能将护理要点与患者病情相结合,基本上能合理的应对患者的生理、心理的需求。

（三）患者方面的因素

从生理因素方面说,患者机体原本就患有疾病,已经属于非健康状态。来到医院,希望能够"医到病除,护到痛除",对护士就可能出现求全责备的心理,有的患者甚至提出不符合护理规律的要求。如果此时护理操作由患者并不信任的护理实习生来完成,对患者来说无疑是火上浇油,这必然导致护理实习生与患者之间的沟通紧张,易导致矛盾的发生。从心理上说,躯体的痛苦自然会影响到心理,患者往往心理状态不佳,再加上对护理实习生的不信任,情绪就会受到影响,不利于患者康复。有的危重症患者虽然经过积极抢救,精心护理,最后仍旧是医治无效,患者的陪护不能接受现实,甚至指责医院使用护理实习生进行操作是不负责任的表现,这也是引发护患关系紧张的重要因素。另一方面,当患者涉及隐私操作时,情况会更复杂。

小故事

产科患者吴女士剖宫产,术前插导尿管,护士小张带着自己的3名实习护士为其进行留置尿管操作,操作过程中,小张认真地为实习护士讲解了物品准备和操作流程,还非常详细的在吴女士身上讲解了解剖细节,并用棉签指出操作中要注意的解剖结构,让吴女士难以接受,与小张发生争执。

随着我国各项法律日趋健全,人们的维权意识、自我保护意识逐渐增强,许多患者片面认为,护理实习生没有资格做护理操作,为避免自己的权益受到侵犯,从而拒绝配合护理实习生的临床实践。也有部分患者,不信任护理实习生,甚至出些难题,故意刁难护理实习生,以此来拒绝护理实习生所提供的护理服务。遇到不配合的患者时,护理实习生应该求得指导教师的帮助,努力与其沟通,用自己的"真诚和技术"换来患者的理解、支持和信任。

（四）沟通中的其他因素

1. 语言表达或理解的误差　由于护理实习生和患者双方文化教育水平、语言表述能力、人际沟通能力的差异等问题,在双方交流中,一旦所用语言或表述语言的方式不当,即会对交流内容理解偏差。如护理实习生忽视了患者的文化程度,过多使用专业术语,使患者误解或不理解护生所述内容,影响相互之间的沟通。

2. 护理实习生忽略对患者的人文关怀　患者住院时,特别在意护理人员的态度,渴望被尊重、受重视。如果护理实习生眼中只有护理操作,没有患者,患者就会有不被尊重或被当作"试验品"的感觉,甚至产生被护理人员蔑视的心理。这些情况都易引起患者的不满,从而发生护患冲突。

讨论与思考

1. 护理实习生小肖即将进入临床实习,她的理论成绩一直在班级名列前茅,可是由于自己性格内向,实践操作能力较弱,请问小肖应做好哪些准备来面对实习工作的考验?

2. 在临床上经常会遇到患者拒绝护理实习生为其服务的事例。试分析,假如你遇到此类事件,患者的心理感受是什么,而你作为护理实习生应该如何处理。

3. 护理实习生小周是一名性格开朗的学生,她非常希望能够与带教的赵老师培养良好的师生关系。请思考并回答,护理实习生小周该怎么做?

4. 护理实习生小胡在实习期间,工作态度积极主动,时常有不询问老师擅自进行护理操作的情况。请问这种情况是否提倡,为什么? 假如你是小胡,你认为应该怎么做。

5. 患者,男,48 岁,公职人员。因腓骨骨折入院,术后病情稳定。实习护士小赵在带教老师的指导下为其进行静脉输液。操作前实习护士应如何与患者沟通? 在第一次穿刺未成功后,实习护士应如何处理?

(侯婷婷)

附录 A　我国部分少数民族礼仪

汉族人口数量占我国人口数量的大多数,因此习惯上把除汉族以外的其他民族称为少数民族。汉族和少数民族在共同创造了祖国光辉灿烂的历史文化的同时,形成了各具民族特色的岁时节庆、饮食习惯和礼仪习俗。

一、蒙　古　族

1. 概况　蒙古族主要居住在内蒙古自治区,其余分布在辽宁、吉林、黑龙江、甘肃、青海、新疆等地。人口约 480 万。蒙古族有自己的语言文字。蒙古语属阿勒泰语系蒙古语族,分内蒙古、巴拉特、巴尔虎布利亚特 3 种方言。蒙古族人多信藏传佛教(喇嘛教)。蒙古族长期以来主要从事畜牧业,近几十年来,已由游牧向定牧转化,而且也发展了农业。他们以能歌善舞、喜摔跤、爱赛马著称,表现了游牧民族的特色。内蒙古自治区于 1947 年成立。

2. 民俗　民俗,即民间风俗,指一个国家或民族中广大民众所创造、享用和传承的生活文化。游牧地区牧民多住圆形穹庐顶的蒙古包,蒙古族地区的标志建筑常饰以穹庐顶。

蒙古族饮食大致分 3 类:即粮食、奶食和肉食。农区与汉族大体相似。牧区主要是奶食和肉食。奶食俗称白食,有白油、黄油、奶皮子、奶豆腐、奶酪、奶果子等食品和奶茶、酸奶、奶酒(又名蒙古酒)等饮料。肉食俗称红食,以羊、牛肉为主。蒙古族人热情好客,用手抓羊肉和清水煮全羊款待客人。

服饰大体可分为首饰、长袍、腰带、靴子 4 个主要组成部分。首饰是蒙古族妇女用于头上的装饰品,多用玛瑙、珍珠、宝石、金银制品,在逢年过节、喜庆宴会、探亲访友时使用。平时牧区女子多用红、绿等色的长绸子把头缠上。男子冬季多戴尖顶大耳的羊皮帽,夏日多戴前进帽或礼帽。蒙古族男女老幼都喜爱穿长袍。这种袍子宽大袖长,下端左右一般不分岔,领子较高,纽扣在右侧,领口、袖口、边沿常用漂亮的花边点缀。腰带是穿蒙古袍所必备的。靴子尖稍向上翘起。

节日有"那达慕"大会,敖包祭祀、小年和大年。那达慕大会是蒙古族最具有民族特色的传统盛会。"那达慕"是蒙古语音译,意为"游戏"或"娱乐",流行于内蒙古、甘肃、青海、新疆等蒙古族地区,一年一次,每次一至数日,多在夏秋牲畜肥壮季节择日举行。届时男女老少身穿盛装,带上蒙古包赶来参加。那达慕大会早期只有赛马、摔跤、射箭,俗称"男子三项那达慕",后渐有说书、歌舞、下棋等内容。此外还举办各项展览、开设贸易市场等,场面十分壮观。

"大年"和"小年"是蒙古族比较重要的两个节日。"小年"是在腊月二十三,又叫"祭灶",是送火神爷的日子,家家户户要在灶神前烧香、敬贡。蒙古族的"大年"叫查干萨勒,意为白色的新年。按民族习俗,过"大年"时要拜两次年,一在腊月三十晚为辞送旧岁而拜,二是在正月初一为迎接新春再拜。守岁团圆饭和节日盛装是过"大年"时不可缺少的。

3. 礼貌礼节　蒙古族传统礼节主要有献哈达、递鼻烟壶、装烟和请安等。现今又增加了鞠躬礼和握手礼。

蒙古族热情好客,在请客人进入蒙古包时,总是立于门外两侧,右手放在胸部微微躬身,左手指门,请客人先行。客人就座后,主人按浅茶满酒的礼俗热情献上奶茶和美酒,并用哈达托着献给客人。招待客人的佳宴有手抓羊肉和全羊席。接待贵宾或喜庆时要摆全羊席,最隆重的招待是请客人吃羊头和羊尾巴。

送客时,主人要送客人至蒙古包外或本地边界。如骑马,主人还要扶客人上马,并说"再见"或"祝一路平安"等语。当目送客人走出一段后,主人才返回住处。送任何礼品,都要成双成对,送接礼品、敬茶斟酒均要用双手,以示尊重,不应用单手,更不能用左手。

4. 禁忌 见到蒙古包前挂有红布条或缚绳子等记号时,表示这家有病人或产妇,来访者就不应进去。

客人进蒙古包以前,要将马鞭子放在门外,如带入包内,则被看作是对主人的不敬。进门要从左边进,入包后在主人陪同下坐在右边,离包时也要走原来的路线。

到别人家里做客,不要自己动手,须等待招待。锅灶不许用脚踩碰。烤火时,不要从火盆上跨过去;也不要在火盆上烤脚,烤鞋、袜、裤子等,否则等于侮辱火神爷。

出蒙古包后,不要立即上马上车,要走一段路,待主人回去后,再上马上车。

牧区的蒙民一般不食鱼、虾等海味和鸡鸭的内脏及肥猪肉,也不爱吃青菜和糖、醋、过辣及带汤汁的菜肴。

蒙古族对守门的狗和猎犬都很爱护和重视,禁止外人打骂,否则即被认为是对主人的不礼貌。

二、藏 族

1. 概况 藏族是我国历史悠久的民族之一,人口约 459 万(1990 年),主要分布在西藏,其余在青海、甘肃、四川、云南等地。藏族语言属汉藏语系藏缅语族藏支。藏语方言差别很大,依地区划分为藏、康、安多 3 个方言。藏族主要从事农业和畜牧业,多信喇嘛教。藏族的医药、天文、历算、戏曲、文学、歌舞、"唐卡"和"热贡艺术"等,都有较高水平。1965 年 9 月 9 日,西藏自治区成立。

2. 民俗 藏族农区多垒石建房,客屋平顶多窗,大都建筑于向阳高处坐北向南。牧区则住帐篷,是用牦牛毛织成,冬暖夏凉,移动方便。

藏族喜饮酥油茶和奶茶,嗜饮青稞酒,并有弹酒的礼俗;爱吃甜菜和牛奶制成的酸奶、奶渣等。藏族不吃奇蹄类兽肉,大部分地区还有不吃飞禽和鱼的习惯。藏族农区的主食是糌粑,用炒熟的青稞或豌豆磨成面粉,用酥油或茶水拌食;牧区的主食为牛羊肉,进餐时使用随身携带的木碗和短柄尖刀。

藏族男女都喜爱戴藏式金花帽,上身穿绸布长袖短褂,外套宽肥的藏袍,右襟系带,男女均穿氆氇或牛皮的藏靴。

藏族的节日很多,一年中主要节日有藏历年、酥油花灯节、雪顿节、采花节、望果节、赛马节等。藏历年是其中最隆重的传统节日,好似汉族的春节。藏民们一般从藏历十二月初就开始做各种准备,大扫除、酿青稞酒、炸果子、摆上染色的麦穗和酥油花塑的羊头等,一直忙至二十九日晚的团圆饭。按藏族的传统习惯,大年初一不外出,全家团聚举行家庭式的新年仪式,一起喝青稞酒、吃酥油煮熟的人参果,共度新年。另外,雪顿节、望果节也都是藏族传统节日,每年都吸引着数以万计的藏民前去参加。

3. 礼貌礼节

(1)敬献哈达:"哈达"是一种丝织品,白色居多,释为仙女身上的飘带,以其洁白无瑕象征至高无上。献哈达是藏族人对客人最普遍而又最隆重的礼节,哈达按尺寸的长短可分为"那吹"(约3米)、"阿喜"(约2米)、"索喜"(约1米)。所献"哈达"越宽越长,表示礼节越隆重。对尊者、长辈献哈达时要双手举过头顶,身体略向前倾,将哈达捧到座前;对平辈只要将哈达送到对方手中或腕上即可;对小辈或下属,则系在他们的项上。不鞠躬或单手送都是不礼貌的,接受哈达的人通常与献哈达的人采取一样的姿势,并表示感谢。

(2)敬献青稞酒、酥油茶:客人到藏族家庭做客,主人要敬青稞酒3杯。无论客人会不会喝酒,都要用右手环名指蘸酒弹一下。如客人不喝不弹,主人会立即端起酒边唱边跳,前来劝酒。如客人酒量小,可只喝一口,就请添酒,连喝两口酒后,由主人添满杯,客人一饮而尽。这样,客人虽喝得不多,主人也会满意。按藏族规矩,主人敬献酥油茶时,客人不能拒绝,至少要喝3碗,喝得越多越受欢迎。客人告辞时,可多喝几口,但不能喝干,碗底一定要留下点漂酥油花的茶底。

(3)见面礼节:藏民在见面打招呼时,点头吐舌表示亲切问候,受礼者应微笑点头为礼。藏民见到长者、平辈有不同的鞠躬致礼方式。见到长者或尊敬的人,要脱帽弯腰,帽子拿在手上,接近于地面;见到平辈,头稍稍低下即可,帽子可以拿到胸前,这时的鞠躬只表示一种礼貌。在有些地区,合掌与鞠躬同时并用,以表示尊敬。

在称呼方面,藏民一般对有地位人的尊称为"古呃"(意为"阁下");对于没有官职的男人尊称为"古学"(先生或足下)。古学,为一种普通尊称。此外,还有更为普通的一种尊称,就是在对方名称后加"拉"。如称自己的老师为"格拉"称自己的父母为"爸拉"、"妈拉",称自己的哥哥为"阿角拉",称自己的姐姐为"阿甲拉"等。

4. 禁忌　凡行人碰到寺庙、金塔、嘛尼堆和龙树时,都必须下马,并遵守从左边绕行的规定,信仰本教的人则从右边绕行。

不许在寺院附近砍伐树木、大声喧哗。

不准在附近的水域捕鱼、钓鱼,不准在附近打猎和随便杀生。

不准用单手接、递物品;主人倒茶时,客人须用双手把茶碗向前倾出,以示敬意。

不得在藏民拴牛、拴马和圈羊的地方大小便。

不得动手摸弄藏民的头发和帽子。

不得用有藏文的纸当手纸或擦东西。

平时点火时,不得烧猪粪、狗粪或旧鞋、破布等不洁之物。

不得在家中吹口哨、拍巴掌。

不得在扫地时直接从对方手中接过扫帚,亲人出门后不得马上扫地。

进入藏民帐房后,男的坐左边,女的坐右边,不能坐错位置或混杂而坐。

藏民家里有病人或妇女生育,门前都做有标记。外人见到标记切勿进入。

藏民一般不吃鱼、虾、蟹等水产品,忌食驴、骡、狗等肉类。昌都、甘肃南部、青海等部分地区还不吃鸡和鸡蛋。

进入寺庙时,忌讳戴眼镜、吸烟、摸佛像、翻经书、敲钟鼓。进入寺庙要肃静。必须就坐时,身子要端正,切忌坐活佛的座位。转经筒、转寺院、叩长头要按顺时针方向转动等。

三、回　族

1. **概况**　回族是一个人口较多,分布较广的民族。人口约 860 万。宁夏回族自治区集中居住着约 1/3 的回族人口,其余散居于全国各地,有大分散、小集中的特点。回族习惯于以汉语作为本民族共同语言。既受阿拉伯、波斯等传统文化的影响,又吸收汉族文化,这是回族文化的特色。但在共同心态、经济生活、宗教信仰和风俗习惯等方面,回族仍表现出自己的民族特色。回族是全民信仰伊斯兰教的民族。

2. **民俗**　回族的清真寺和居民建筑基本摆脱了阿拉伯和中亚建筑风格,采纳了中国传统的殿宇式四合院为主的建筑式样,但布局和装修独具民族风格。

由于受到汉族传统文化的影响,回族衣着已逐渐与汉族基本相同,但仍保留着自己的特点。西北地区的回族男装多衣服大,裤长及脚面;老年人扎裤腿,穿西装式长大衣,戴青色、白色圆形平顶小帽;妇女的衣服,上窄下宽,一般长及膝盖或过膝,戴披肩盖头。

回民对肉食的选择比较严格,只吃反刍类偶蹄食草动物牛、羊、驼肉和食谷物类的禽肉及带鳞的鱼类。

3. **礼貌礼节**　讲究卫生,室内洁净,饭前便后要洗手。

阿訇是清真寺主持教务的人,极受穆斯林及回族人的尊敬。当他们在祈祷时,千万不要打扰他们。

4. **禁忌**　忌用左手递送物品。

严禁用食物开玩笑;不能用忌讳的东西作比喻,如不能说某样东西像血一样红。

禁止在背后诽谤别人或议论他人的短处。

外出必须戴帽,严禁露顶。

平时谈话忌带"猪"字或同音字。居室内忌放猪皮、猪鬃等制品。

不吃猪肉、狗肉、驴肉、骡肉和自死的动物;不吃动物的血和无鳞的鱼;不吃非回民屠宰的牲畜,非清真店制作的点心和罐头等也不食用。

四、维吾尔族

1. **概况**　维吾尔族人口约 720 万。主要居住在新疆维吾尔自治区,少数分布在湖南桃源、常德等县。语言属阿勒泰语系突厥语族西匈语支,有本民族文字。维吾尔族是一个能歌善舞的民族。维吾尔族的舞蹈轻巧、优美,以旋转快速、多变著称。居民多信奉伊斯兰教。

2. **民俗**　传统的维吾尔族房屋一般用泥土建筑,开天窗,屋顶平坦。

维吾尔族以面粉、玉米、大米为主食。很少吃蔬菜,夏季多拌食瓜果。用羊油、胡萝卜、葡萄干、洋葱、大米做成的民族风味甜味饭,因用手抓食,故又叫"抓饭",是节日和待客不可缺少的食品。维吾尔人离不开果肉、果仁。

维吾尔族人多穿棉布,妇女喜穿丝绸。城市妇女多穿西式短上装和裙子,农村妇女多穿宽袖连衣裙,外套黑色对襟背心。不论男女老少都喜爱戴四楞小花帽。

维吾尔族的节日跟伊斯兰教的信仰有关,一年一度的肉孜节、古尔邦节最为隆重。

3. **礼貌礼节**　维吾尔族是一个热情好客、崇尚礼仪的民族,十分重视礼貌。在路上遇到尊长或朋友,或平时接人待物时,习惯将右手按在胸部中央,然后把身体向前倾 30°,并连声道"您好"。

尊敬长者,无论走路、谈话、吃饭等均以长者为先。

家里来了客人,全家都自觉地跑来欢迎,然后女主人用盘子把茶水端上敬客,以示尊敬。

讲究卫生,常喜欢在自来水龙头下直接冲洗手脸。到维吾尔族家里做客,进门前和用餐前女主人都要用水壶给客人冲洗双手,一般洗3次。习惯一人专用茶杯,当第一次泡茶时,须当着客人面,将茶杯清洗消毒后才使用。

4. 禁忌　禁吃猪、狗、驴、骆驼和鸽肉,在南疆还禁食马肉,自死的牧畜一律不吃。另外,不吃青菜、芹菜、豆腐和虾,炒菜时忌用酱油。

吃饭时不能随便拨弄盘中食物,不要剩食物在碗中。

衣忌短小,最忌外穿短裤。

睡觉时忌头东脚西或四肢平伸仰卧。

屋内就坐时应跪坐,忌双腿直伸、脚掌朝人。也不可当着客人和主人的面吐痰、擤鼻涕等。

五、壮　族

1. 概况　壮族是我国人口最多的少数民族。全国壮族人口达1 550万,90%以上聚集于广西壮族自治区,其余分布在云南文山、湖南江华、广东连山和贵州从江等地。壮族主要从事农业。壮族有本民族的语言文字,壮语属汉藏语系壮侗语族北傣语支,分南北两种方言。壮族历史悠久,文化灿烂,信仰多神教,以巨石、老树、高山、土地等自然物为崇拜对象。崇拜祖先占有重要地位。至今,大都还供奉着"天地亲师"神位。有的还信奉佛教。

2. 民俗　壮族住房多与当地汉族相同。部分地区居民住"干栏式"(又称"麻栏式")建筑,分上下两层,楼上住人,楼下堆放杂物。

壮族在饮食方面,主要吃大米和玉米。喜吃腌制的酸食,以生鱼片为佳肴。妇女有嚼槟榔的习俗。用餐时,菜要一次夹起。

壮族服饰民族特色浓厚。男女多穿青布对襟上衣,有的以布帕缠头。妇女多穿无领、斜襟、绣花绲边的上衣,下身着绣花绲边宽脚的裤子或青布蜡染的褶裙,腰间束绣花围腰,脚穿绣花鞋,有的头上缠着各式方巾,喜欢戴银首饰。壮族妇女特别擅长织布和刺绣。

民俗节日,除春节、中元节、牛魂节外,最主要的是以对歌为主要活动的歌圩节。歌圩节是壮族的民间传统歌节,流行于广西、云南等地。民间盛传跟古代歌仙刘三姐有关。歌圩日期不等,人数少则数百人,多时可达万人以上,非常热闹。

3. 礼貌礼节　客人来访时,必由主人出面热情招待,让座递烟,双手捧上香茶。茶不能太满,否则视为不礼貌。

有客人在家时,不得高声讲话,进出要从客人身后绕行。与客人共餐,要两脚落地,与肩同宽,切不可跷起二郎腿。

客人告辞时,主人要将另留的鸡肉和客人盘中的剩余肉用菜叶包好,请客人带回去给亲人品尝,客人绝不能拒绝。

尊重老人,办事多听从老人意见,窄路相逢,主动给老人让路;赴宴作客,给老人让上座,要将鸡头等上等菜留给老人。

4. 禁忌　壮族一般不吃青蛙肉;有的地区青年妇女不吃牛肉和狗肉。

正月初一到初三不可出村拜年,否则会将鬼神带进家中。

妇女生小孩前3天(有的是前7天),外人不得入宅。

门口挂有草帽、青竹子或贴张红纸,暗示外人不得入内。如不知道贸然闯进,主人必端上酒及狗肉等食物,来人应当吃掉,主人才感满意。

行商外出忌碗破。新婚出嫁忌打雷。

附录 B 涉外礼仪禁忌

由于自然条件、历史文化、宗教信仰以及民族习惯等的差异,世界各国形成了各自不同的风俗习惯和禁忌。

一、饮食禁忌

日本人不喜欢吃肥肉和猪内脏、羊肉,不吃松花蛋,喝不惯中国烈性白酒。韩国人吃饭时忌戴帽子,认为戴帽子吃饭会让人终身受穷;对边吃饭边谈话非常反感。对"4"非常反感。忌讳用双数停杯罢盏。澳大利亚人的菜肴清淡、不吃辣,忌讳兔子,不吃狗肉、猫肉、蛇肉、动物的内脏和头、爪。美国人不喜欢清蒸和红烩菜肴、过烫过热的菜肴,味道忌咸。不吃狗肉、猫肉、蛇肉、动物的头、爪及其内脏等,也不吃生蒜、韭菜、松花蛋。加拿大人以肉食为主,偏爱法式菜肴、烤制食品。忌食肥肉、动物内脏、腐乳、虾酱及带有腥味、怪味的食物。德国人忌讳吃核桃。俄罗斯人不吃海参、海蜇、墨鱼、木耳。英国人不吃狗肉以及过咸、过辣或带有黏汁的菜肴。不喝清茶,一般先在杯里倒上冷牛奶鲜柠檬,再放茶加糖,制成奶茶或柠檬茶。法国人吃的菜比较生,牛排、烧羊腿,只需烧到三四成熟,牡蛎一般生吃。烹调时用酒比较重。肉类菜烧得不太熟。

信仰伊斯兰教的人:伊斯兰教的饮食禁忌较多,主要是不食不洁之物,包括猪肉、狗肉、驴肉、马肉、兔肉、无鳞鱼及动物的血和非阿訇宰杀的动物、自死的动物,同时还禁止饮酒。羊眼是最珍贵的食品。信奉印度教和锡克教的印度人,忌讳吃猪肉、牛肉。一般不喝酒。印度人最不喜欢吃大荤,社会地位越高,吃荤越少。

二、数字禁忌

许多西方国家特别是天主教徒认为"13"是凶险数字,应当尽量避开。有些人甚至对每个月的"13"日这一天也感到有些惴惴不安,他们认为星期五也是不吉利的,所以西方人在"13"日(特别是星期五),一般不举行活动。甚至门牌号码、旅馆房号、楼层号、宴会桌号、车队汽车的编号等都不用"13"这个数字,宴会也不安排在"13"日举行,更忌讳"13"人同席共餐。如果"13"日和星期五碰巧在同一天时,这一天就被西方人称为"黑色星期五",有些人就会感到惶惶不可终日。另外,西方人因对战争死亡的恐怖,还忌讳数字"3",特别是在点烟点到第3个人时,他们往往会面呈难色,有的人甚至会婉拒。

在非洲,大多数国家认为奇数带有消极色彩;而在日本,奇数则被看成是吉祥福星的数字,对偶数却不感兴趣。在日本尽量避免"4"和"9"两个数字,因为在日语中"4"与"死"同音,故日本的医院都没有4号病房和病床,谁也不愿意躺在"死"号病床上等死。而"9"的发音与"苦"相近,因此也在忌讳之列。

三、颜色禁忌

不同的国家、民族对于色彩也有不同的爱好和忌讳,如日本人忌绿色,视其为不吉祥。而在欧亚的一些国家,绿色却受到普遍欢迎。巴西人把棕黄色看为凶丧之色;叙利亚和巴基斯坦忌用黄色;埃及、比利时人忌蓝色,但在荷兰、挪威、瑞士、叙利亚、伊拉克等国家,蓝色则是人们十分喜爱的颜色。土耳其人喜用素色,忌用花色,认为是凶兆。有些国家出于政治或历史的原因,对颜色的使用也有禁忌。如爱尔兰忌用红、白、蓝色组(英国国旗色);委内瑞拉忌用红、绿、茶、黑、白色(表示五大党);法国、比利时忌用墨绿色,因为这是纳粹军服色。

四、花 卉 禁 忌

在不同的国家对某些花的含义在理解上也有所区别。如郁金香在土耳其被看作是爱情的象征,但德国人却认为它是没有感情的花。兰花是东南亚的象征,而在波兰被认为是激情之花。白百合花对罗马人来说,是美与希望的象征,而在波斯人认为它是纯真和贞洁的象征。荷花在中国、印度、泰国、孟加拉、埃及等国评价很高,但在日本却被视为象征祭奠的不祥之物。菊花是日本王室的专用花卉,人们对它非常尊重,可是菊花在西班牙、意大利和拉美各国却被认为是"妖花",是给死者专用的。在法国,黄色的花朵被视为不忠诚。在国际交际场合,忌用菊花、杜鹃花、石竹花、黄色的花献给客人,这已成为惯例。

五、动物图案禁忌

大象在泰国和印度,被看作是吉祥的动物;但英国人忌用大象图案,认为它是蠢笨的象征。孔雀在我国是喜庆的标志,但英国人却把它看作淫鸟、祸鸟,连孔雀开屏也被视为是自我炫耀吹嘘的表现。蝙蝠在我国被看作"福"的象征,但在美国人的眼里,它是凶神煞。仙鹤在我国和日本被看作是长寿的象征,而法国人却把它作为蠢汉和淫妇的代称。日本人对饰有狐狸和猫图案的物品很反感,视他们为贪婪和狡诈的象征。北非一些国家普遍忌用狗作商标,但欧美等西方国家却视狗为神圣的动物、忠诚的伴侣,还常常把他们作为家庭成员向客人介绍。在伊斯兰教盛行的国家和地区,忌用猪作图案,也不用猪皮制品,甚至熊猫因外形似猪,也在图案禁忌之列。

《护理礼仪与人际沟通》数字化辅助教学资料

一、网络教学资料

1. 网址 www.ecsponline.com/topic.php？topic_id＝29

2. 内容

(1) 教学大纲及学时安排

(2) 教学用 PPT 课件

二、相关选择题答案

第 1 章　绪论

1. B　2. B　3. B

第 2 章　护士仪表礼仪

1. C　2. B　3. C　4. C　5. D　6. C

第 3 章　护士仪态礼仪

1. D　2. B　3. A　4. A　5. D　6. B　7. C　8. A

第 4 章　护士交际礼仪

1. C　2. A　3. B　4. A　5. B　6. C　7. B　8. E　9. A

第 5 章　护理工作礼仪

1. E　2. A　3. D　4. A　5. A　6. D

第 6 章　人际关系

1. D　2. E　3. E　4. B　5. A　6. E　7. C　8. B

第 7 章　人际沟通

1. C　2. D　3. A　4. B　5. B　6. B　7. E　8. A　9. E　10. B　11. C

第 8 章　护理工作中的语言沟通

1. D　2. E　3. B　4. A　5. B　6. D　7. C　8. B　9. C　10. A　11. E

第 9 章　护理工作中的非语言沟通

1. E　2. B　3. B　4. C　5. D　6. D　7. E　8. C　9. A　10. B　11. E　12. D　13. C
14. A　15. C　16. A　17. B

第 10 章　沟通礼仪在护理工作中的应用

1. D　2. D　3. D　4. B　5. B　6. B

第 11 章　护理工作中的人际沟通

1. D　2. D　3. C　4. A　5. A　6. D

第 12 章　护理工作中的治疗性沟通

1. A　2. C　3. C　4. C　5. B

第 13 章　护理实习生临床实习的人际沟通

1. C　2. B　3. C　4. A　5. D